The Wandering Womb

子宮の文化史

女性差別のルーツを探る

A CULTURAL HISTORY OF OUTRAGEOUS BELIEFS ABOUT WOMEN

著：Lana Thompson
訳：杉万 俊夫

天国のラナに捧ぐ

序文

本書の概要

女性がベッドに横たわると、子宮は、その細胞の知能にしたがって収縮した。垂直筋は、自然と下向きに圧搾した。女性は、うめき声を上げた。その声は、分厚いベッドの中で徐々に大きくなった。袋の狭いくびれ部の水平筋の反発で、垂直筋の下向きの圧搾は休止した。子宮は広がり、くびれ部は狭くなり、水平筋は、外向きに円を大きくした。この時点で、細胞の不断の機能により、子宮は、3分間隔で収縮を繰り返した。（中略）最初の一時的な収縮が骨盤の中で広がったとき、子宮の感覚は、ほんのわずか痛みの閾値をかすめた。

モートン・トンプソン（Morton Thompson）「The Cry and the Covenant」より

アダムとイヴ

女性に対する差別的態度…その歴史を探るには、そもそも、なぜ、そのような態度が生まれたのかを検討しなければならない。つまり、女性と男性の関係についての通念が、どのようにして誕生したのか、その起源から始めねばならない。いかなる文化にも、人間創造の神話がある。創造の神話では、最初の人間がどのようにして存在するようになったのか、人間たちの関係がどのようにして定められていったのか、そして、どのようにして秩序なるものが形成されていったのかが語られる。また、創造の神話は、その神話を書いた人たち、あるいは、語り継いだ人たちについても教えてくれる重要な手がかりである。

多くの文化では、男性と女性の上下関係は、神々と人間の超自然的な上下関係にならって定められていった[1]。欧米文化では、聖書がその好例である。聖書によれば、男性である神が、男性と女性の最初のペアを創った。そこには、最初にアダムという男性、次にイヴという女性という順番があった。そのカップルには、エデンの園で暮らす上で何をしてもよいが、これだけは禁ずるという制約が科せられた。すなわち、「善悪の知識の木からは、決して食べてはならない」という禁止事項が科せられたのだ。「食べると必ず死んでしまう」と創造主の神はおっしゃった。

アダムとイヴは、平穏に暮らしていたが、一匹の蛇の出現で一変する。蛇はイヴに言った、「決して死ぬことはない」と。それで、イヴは、あらためて木の実を見ると、「いかにもおいしそうで、目を引き付け、賢くなるように唆《そそのか》していた」。そこで、木の実を食べ、さらに、夫にも食べさせた[2]。しかし、男性たる神は、すぐに、二人が裸であることを知ったと気づいた〔訳注：裸であることは、善悪の悪である〕。神は言われた、「お前が裸であることを誰が告げたのか」。アダムは答えた、「あなたが私と共にいるようにしてくださった女が、木から取って与えたので、食べました[3]」。こうして、男は、自らの行為の責任を回避し、女に責任を押しつけた。神は女に言われた、「お前のはらみの苦しみを大きなものにする。お前は、苦しんで子を産む。お前は男を求め、彼はお前を支配する」[4]。（図１）〔訳注：聖書からの引用は、新共同訳（１９９７年）による〕

劣位に置かれた女性

聖書が広まって以来、女性は、聖書の宗教的な教え、すなわち、女性を（男性に比べて）不完全で、劣位にあり、欠陥の多い存在と見なす教えに苦しめられてきた。このような教えの結論として、女性は知的に劣り、精神的に欠陥があり、論理的な思考力が欠如していると見なされるに至ったからだ。その重要な帰結こそ、女性の健康管理（ヘルスケア）と医療システムを男性本位に考え、女性を男性とは区別するという観念であった。

生物学的な言葉を使えば、人間創造の神話には、女性の身体は男性の肋骨（あばら骨）から創られたと書いてある。聖書を引用しよう…アダムは言った、「これこそ、私の骨の骨、私の肉の肉。これをこそ、女（woman）と呼ぼう。まさに、男（man）から取られたものだから[5]。」〔訳注：woman の wo は否定の意味を

図1 「エデンの園」の最初の夫婦

デューラー（Albrecht Dürer；1471-1528年）「アダムとイヴ」

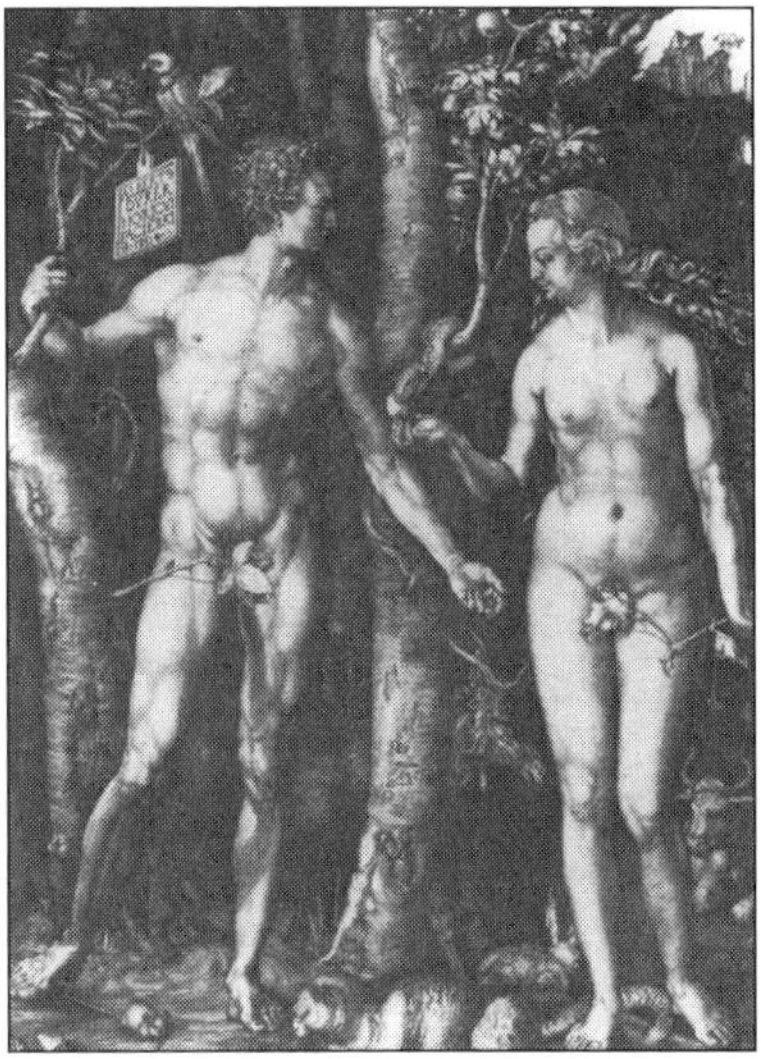

私たちの欧米文化における女性観は、ユダヤ-キリスト教的な創造神話に基づいている。その創造神話によれば、女性は心身とも男性に劣るのみならず、女性は、男性を挫折させ、男性を誘惑するとされる。そのような観念を払拭するには、肋骨（あばら骨）の数を数えるだけでは話にならない。

このデューラー（Albrecht Dürer）の版画では、イヴがアダムを、知識の木から取った実を食べるよう誘っている。創造神話によれば、この木の実は、人間を（善悪を知る）神のようにするがゆえに、食べることが神によって禁じられていた。アダムは木の実を食べたが、誘ったイヴに責任を転嫁した。イヴの誘惑の結果、怒った神は、二人を楽園から追放された。

禁断の果実を食べるようアダムを誘惑したイヴの罪は、女性の心理に関する多くの前提の中核となった。医療上の判断、とりわけ、出産、生殖、セックスに関する判断には、時代を超えて、女性に罪ありとする偏見が影を落としている。実際、初めて麻酔が医療に導入された頃、「お前は、“苦しんで”子を産む」という聖書の言葉が、出産時の女性に麻酔を使用することに反対する理由として用いられた。

図2　体液理論

デューラー Albrecht Dürer（1471-1528年）
「メランコリー Ⅰ（Melencolia Ⅰ）」（1514年）

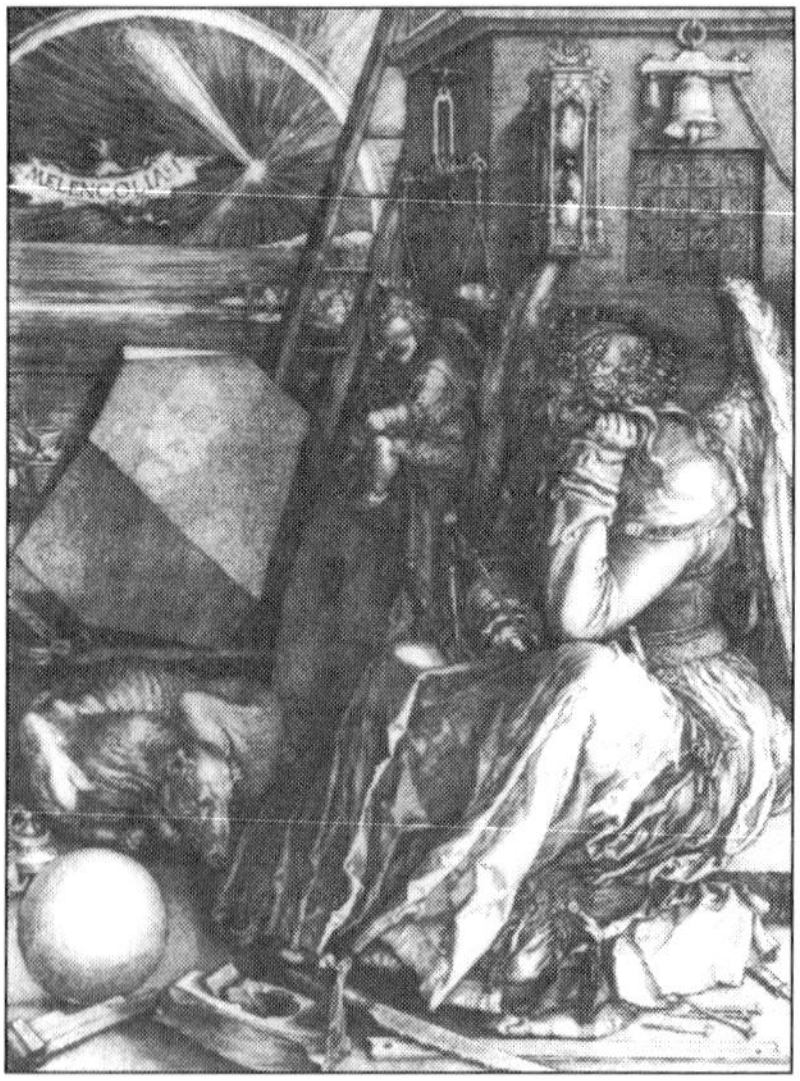

ヒポクラテスの時代、病気の原因を体液で説明した。当時、宇宙と同じく、身体も、土、空気、水、火という４つの元素で構成されると考えられていた。ガレン（Galen）は、これら４元素のそれぞれを４つの気性ないし「体液」に結びつけて、人の性格を説明しようとした。具体的には、粘液（沈着）、血液（快活）、胆汁（短気）、黒胆汁（憂鬱）という４つの体液を気性成分としてあげた。もし、４つの気性成分がバランスを欠くと、病気の原因となり、成分の不足ないし過剰を正常にするには治療が必要であると述べた。

女性は、元来、体内で粘液が優位であるという理由で、通常、女性は冷静沈着な性質を持つと考えられた。しかし、女性が病気にかかると、粘液が奪われるとされた。また、黒胆汁が多すぎると、憂鬱の原因になるとされた。このデューラーの版画「メランコリアⅠ」には、黒胆汁が過剰となった女性が描かれている。

持つ。したがって、womanは、manから創られたmanならざるものという意味になる。〕しかしながら、女性を女性たらしめるのは、つまり、女性の道徳心、性質、情緒、精神的能力を女性のそれたらしめるのは、身体的には、子宮の筋肉と軟部組織〔訳注：骨格以外の筋肉、脂肪、線維組織、血管、その他の体の支持組織〕であって、骨組織（osseous tissue）や軟骨ではない…男から取られた骨や軟骨ではない。もっとも、古代には体液理論の影響も強かったが、体液については謎が多かったし、新しい世界観がいまだ勃興期にあった当時では、体液理論は、まだまだ科学を偽装した段階に過ぎなかった。（図2）

月経の忌避

聖書のような人間創造の神話とは無縁の文化でも、月経をめぐる苦難は存在した。実際、多くの文化には、初潮（最初の月経）の通過儀礼や、月経サイクルごとに行う儀式の風習があった。たとえば、エスキモーのある文化では、少女が最初の月経期間を経験している目印として、あごに入れ墨を入れ、結婚が可能になったことを示していた。また、スペンサー（Robert Spencer）によれば、「月経中の女性は、自宅の中央を占める部屋に入ることを許されなかった。（中略）しかも、出産が迫った女性は、他の人から遠ざけられることを嫌ったので、強制的に隔離すべきとされた[6]」。このようなエスキモーの風習は、他のアメリカ原住民ほど厳格ではないにしても、「月経時の出血や出産時の流血が、不浄で危険なものと信じられていたことを示している[7]。」

他の例をあげよう。カリフォルニア北西部に住むアメリカ原住民の一つ、フーパ族は、成熟期を迎えた少女を10日間隔離することを求めた。その理由は、「そのような少女は不潔であり、目撃するだけで汚らわしいからである。（中略）彼女たちは、肉や魚を食べることが禁じられ、温かいお湯だけしか口にできなかった[8]。」もう一つの例として、ノバスコシア（カナダ南東部）に住むミクマク族は、住居用テントから離れた場所に小屋を建て、「出産直後の女性や月経中の女性」を住まわせた。そうすることによって、女性たちが自分自身の食器以外は使わないようにした[9]。そこには、「月経の出血を目にするだけで、隔離の掟は破られてしまう」という信念があった[10]。

いかなる文化でも、人々が守るべきルールが形成される…仕事、遊び、会話、言葉遣い、衣装、他人との物理的距離、身振り、目線、身体接触等々のルールが形成される。さらに、この空間の中であれば、歩いてもよい、走ってもよい、食べてもよい、スポーツをしてもよい、礼拝を捧げてもよい等々といった境界線についてのルールも形成される。これら多くのルールは、いわば文化の網の目に織り込まれており、人々が、ルールとルールの論理的関係を理解するなど不可能である。

おそらく、未開の人々が信じて疑わない子宮機能による汚染など、文明が進んだ国々の人にとっては滑稽かもしれない。しかし、滑稽だと片づける前に、私たち自身の文化（米国文化）にも目を向けよう。たとえば、最近、フロリダ州ボカ・ラートンでミクワーが建築された〔訳注：ミクワーは、ユダヤ教で、水槽に浸る行為、またはその水槽〕。この構造物は、交通量が増大しつつある現代コミュニティに、２００万ドル以上を投入して建築されたのだ。その目的は、ユダヤ人女性が、月経の後に身を清める儀式を行いたい、そして、神の恵みに感謝して大きな雄ジカを捧げたいと願うからであった[11]。

古代エジプト

ここで、古代世界に戻ろう。そうすると、女性の身体的・精神的疾患の病理学が、子宮との結びつきを重視していたという興味深い歴史的事実を知ることができる。すなわち、古代エジプトのカフン・パピルスとスミス・パピルスという医学書には、「遊走する」子宮という概念についての記述がある〔訳注：パピルスは、パピルスという植物から作られた紙に書かれた古文書：遊走とは、体内の細胞や器官が本来の位置から移動すること〕。このような記述から推測するに、最古の医学書であるカフン・パピルスの主たる関心は、家畜の獣医学と並んで、もっぱら女性の健康管理と子宮の問題に集中していたと思われる。この医療パピルスは、1889年にカイロ近郊で、英国の考古学者ペトリー（Flinders Petrie）によって発見され、その後、エジプト学者であるグリフィス（F. L. Griffith）によって34の章に再構成された。医師スナイダー（Clifford Snyder）の著書「The Virtual Hospital（仮想の病院）」によれば、カフン・パピルスには、落下する子宮、月経困難症、遊走する子宮といった事項が論じられている。（セックスや妊娠がうまくいかないのは、子宮が骨盤の中の定位置を離れ、どこか他の居場所に移動したからだと考えられていた。）また、治療薬としては、「香料、ハーブ、発酵性飲料、山羊のミルク、オリーブ油が推奨され、加えて、膣の消毒が行われ、その他の嫌悪物も使用された」[12]。なお、カフン・パピルスは紀元前2100～1900年ごろのもので、スミス・パピルスよりも200年は古い。

紀元前1700年ごろに書かれたエドウィン・スミス・パピルスは、女性が下腹部に痛みを訴え、月経がない場合、あるいは、骨盤の上部に痛みを感じる場合には、血液に障害があると書かれている。処方箋は、ワム（wam）を16分の1、獣脂を8分の1、甘い発酵性飲料を8分の1の割合で混ぜて煮込み、それを4日間飲ませるというものだった。（これだけでは多くの疑問が生じる。たとえば、残る16分の11は何なのか？ 患者が飲む量はいかほどか？）また、エドウィン・スミス・パピルスは、医師に対して、油性の軟膏、テプネネット（tepnenet）、アイペイント（eyepaint）、乳香を混ぜ、これを頻繁に器官に塗り込むよう勧めている[13]。カフン・パピルスも、スミス・パピルスも、それらに先立ってすでに行われていた処置をコピーしたものと考えられるので、それらの処置は、両パピルスよりも古くから行われていたと考えるべきだろう。

古代ギリシャ

次に、古代ギリシャに目を転じよう。ギリシャ語の「子宮（husteros）」の語源は、「終わりの（latter）、下の（lower）」であるが、その女性形（hustera）は、とりわけ、女性の下半身を指すようになった[14]。子宮の遊走は、女性の病気を引き起こすと信じられていた。当時、「ヒステリー（hysteria）」という言葉は、

図3 ヒステリーは多くの呼称と顔を持つ

左に進む癲癇（てんかん）患者の2集団（前方と後方の集団）．クライン（H. Arthur Klein）「ピーター・ブリューゲルの絵画の世界（Graphic Worlds of Peter Bruegel）」（1963年）130頁より

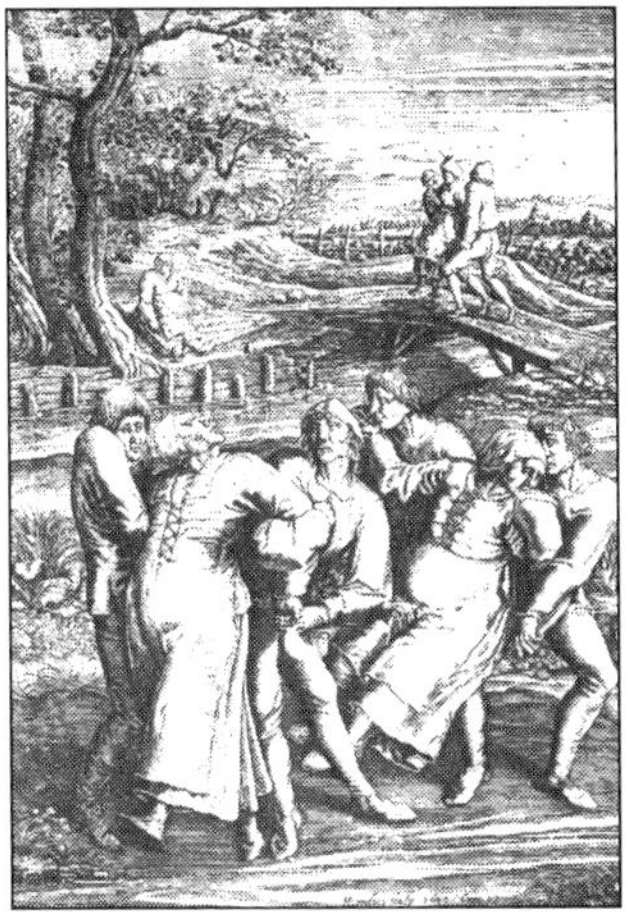

子宮に起因するヒステリーは多くの呼称を持つ。その一つ、舞踏病は、ドイツ-スイスの錬金術師で医師でもあったパラケルスス（Philippus Paracelsus）による呼称である。それは、ダンス狂いのような症状を呈したが、「ここで言うダンスには、売春婦のダンスという意味合いがある。」パラケルススは次のように述べている…「われわれは、子宮が、“好ましくない子宮”に変化することを忘れてはならない。その結果、子宮が収縮し、判断力は喪失される。子宮がまともな感情を失い、適正な性質を失うとき、子宮は冷たくなり、その内部が強い酸性になる。子宮の収縮、（中略）…そして痙攣（けいれん）は手足の痙攣と強縮をもたらす。というのは、手足も子宮に汚染されるからである。このような収縮が身体中の静脈で生じると、子宮から発生した蒸気と煙が、周りの器官へと波及し、さらには心臓にも波及する。」

上のブリューゲル（Peter Bruegel）の絵画では、子宮由来のヒステリーに苦しむ女性が、男たちに捕まえられている。男たちは、女性を治療するために、女性を川に投げ込もうとしているのだ（何世紀もの間、冷たい水に放り込むことは、手に負えない女性に対する適切な処置とされた）。大きく肥大した女性の腹部は、ヒステリーの原因である「鼻をつく子宮の蒸気」の影響と考えられる。その蒸気は、約400年以上にわたって、女性の病気の原因と見なされ続けた。

上で紹介したパラケルススの人生は、1493年から1541年までであった。彼は、体液理論には与せず、独自の治療法を採用した。ブリューゲル（1530-1569年）は、舞踏病すなわちヒステリーを描いたが、彼の絵画が発見され、ホンディウス（Henrick Hondius）によって版画化されたのは、1642年になってからである。

女性のさまざまな病気や、女性特有の行動を総称する言葉として使用されていた。このヒステリーという言葉の混乱は、ヒポクラテス（Hippocrates）のような偉大な学者にも見ることができる。ヒポクラテスは、一方で、ヒステリーの原因が子宮にあるという理由で、ヒステリーを精神的疾患から区別したにもかかわらず、他方では、精神的疾患の一つである癲癇（てんかん）に関する優れた臨床的記述を行いつつも、癲癇とヒステリーという2つの言葉を同義に用いてしまっている[15]（図3）。それ以来、多くの偉大な学者たちも、女性、ヒステリー、異常という3つの用語を混同してきた。精神分析学の祖であるフロイト（Sigmund Freud、1939年没）でさえ、憂鬱《ゆううつ》あるいは病理学的悲嘆を、ヒステリーの一形態として考察しているくらいだ[16]。

子宮の矛盾

ここで、奇妙な矛盾が生じる。それは、性的に満たされない子宮は、女性の健康問題の原因になるとされるにもかかわらず、そうかと言って、女性が性衝動を是認し、表出しようとすると、それは女性の異常な特性と見なされてしまうという矛盾である。実際、歴史上のさまざまな時代で、女性が性的（セクシャル）であることは、女性が魔女、あるいは悪魔の手先と見なされる危険に身をさらすことであった（図4）。そのような嫌疑を受けた女性は、「魔女の乳房（witches' tits）」と呼ばれる身体部位を入念に調べられた。そして、入念な調査の結果、魔女の乳房を持っていると分かれば、それは悪魔との性的交渉が可能なことを示す、動かぬ「証拠」とされた(図4)。魔女の乳房は、さまざまな「専門家」によって、「悪魔がそこから血を吸う異様な場所である」と記録された[17]。さらに、それは、「性的部位である外陰部と通常の部位である肛門の間にある肉的突起物として、つまり、女性にとって尋常ならざる性的部位への入り口」として記録されたのだ[18]。こうした悪の目印を探し出し、拷問によって女性に白状させ、魔術の罪で処罰できたのは、教会の精力的な活動があったからである。教会は、自らの診断を確証するために医学的な検査を利用した。

図4 魔女の必要条件

モリトル(Ulrifig Molitor)「Von den Unholden und Hexen」(1489年)より

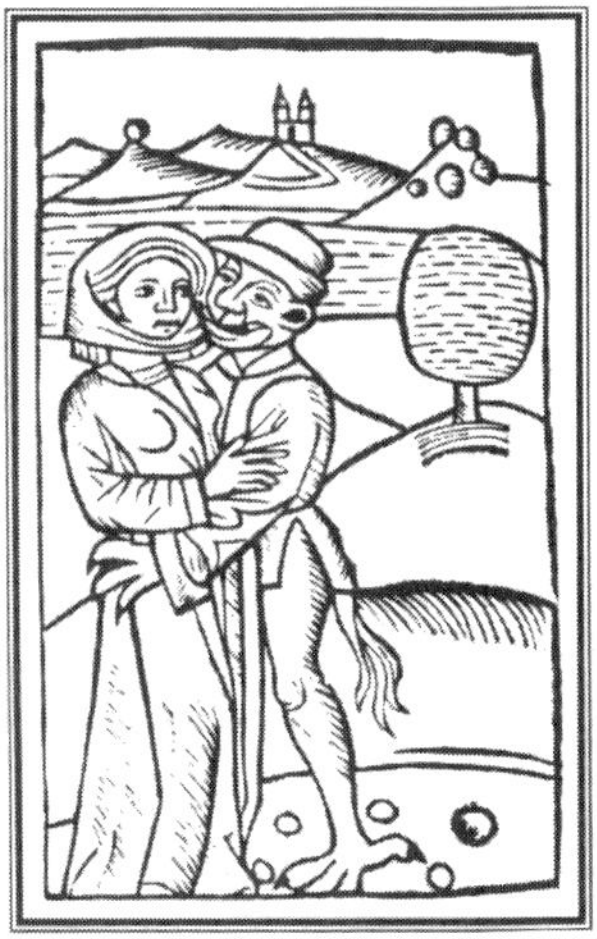

魔女は女性でなければならなかった。魔女は、悪魔が吸い付く秘密の場所に隠された、皮の袋を持っていなければならなかった。魔女は、飽くなき性欲を持ち、しかし、性格的には弱いとされた。女性がこれらの必要条件を満たしていると、彼女は魔女と見なされ、悪魔に誘惑されかねないとされた。ハルクセン(Sibylle Harksen)が著書「Women in the Middle Ages(中世における女性)」で述べているように、魔女と魔術の存在が信じられた結果、「迫害された宗教的異端者と同じくらい多くの犠牲者が出た。(中略)最初、教会は魔女と魔術の観念を信じなかったが。」

図5　魔女の女性器

グレイ（Henry Gray）「Anatomy of the Human Body（人体の解剖）第22版」（1930年）より

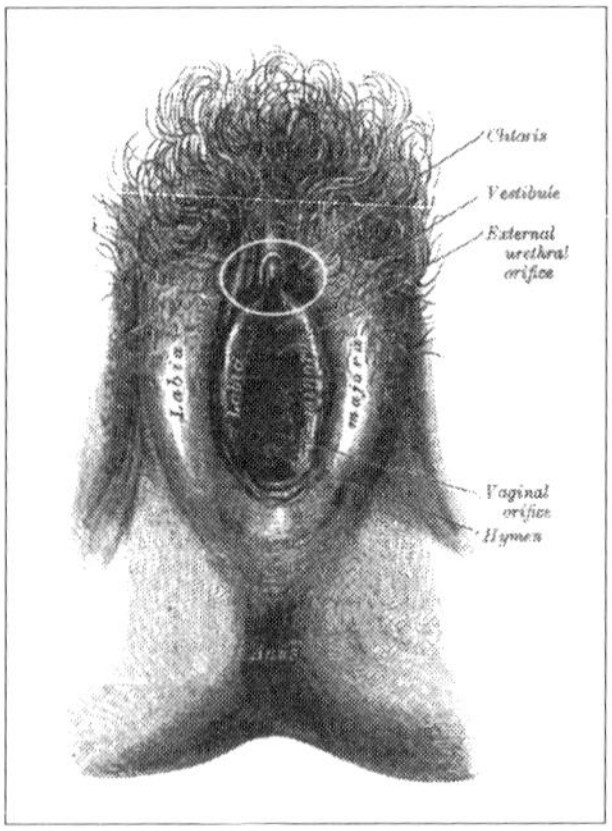

15世紀の著名な魔女狩りハンターをあげるならば、シュプレンガー（Jacob Sprenger）とクラーマー（Heinrich Kramer）だろう。彼らは、魔女の女性器の発見について次のように述べている…「われわれは、彼女の秘密の場所で、たるんだ皮膚の一片（まさに唇のような一片）が膨らみつつあり、引っ張れば1インチにもなり、広げた手袋の指のような形になるのを見つけた。」（ボイアー（Paul Boyar）とニッセンボーム（Stephen Nissenbaum）の著作「Salem Possessed: The Social Origins of Witchcraft（セイラム魔女裁判の狂気：魔術の社会的起源）」からの引用）

英国でシュプレンガーとクラーマーに匹敵する人物は、魔女狩り将軍ホプキンス（Matthew Hopkins）とその補佐役スターン（John Sterne）だろう。ディーコン（Richard Deacon）の著作「マシュー・ホプキンス：魔女狩り将軍」によれば、ホプキンスとスターンは、イングランド南東部にあるベリー・セント・エドマンドで18人の魔女を処刑した。それは、その18人が、悪魔が吸い付くための乳首をもっているのを、検査官が発見したからだった。それらの乳首は、口唇状の楕円の部位に存在していた。それらは、“悪魔の印”と言われてきたものであるが、よく発達した、しかも膨れたクリトリス以外の何ものでもなかった。

ウオーカー（Barbara G. Walker）の著書「女性の神秘と秘密の百

科事典(The Women's Encyclopedia of Myths and Secrets)」によれば、1593年の魔女裁判で、検査官(男性の既婚者)は、初めて明白な形で、クリトリスを発見した。ローゼン(Barbara Rosen)は、彼女の著作「魔術」の中で、その経緯の説明を引用している…「処刑が終了し、3人の死亡が確認された後、検査官は、女性の衣服を剥ぎ取り、裸にした。検査官は、アリス・サミュエルという老女の身体に、乳頭のように突き出た半インチほどの小さな肉塊を見つけた。検査官とその妻は、その肉塊を最初に見つけた時には、目撃したことを口にしないつもりだった…肉塊の場所が、目を背けるべき秘密の場所に隣接していたからである。しかし、最後には、二人とも、隠し通すにはあまりにも奇異な現象だったし、しかも、陰部を適切に覆うこともできたので、肉塊の発見を公にした。」

以下は、図5の中に書き込まれた単語の訳
Clitoris　クリトリス
Vestibule　膣前庭
External urethral orifice　外尿道口
Vaginal orifice　膣口
Hymen　処女膜
Labia majora　大陰唇
Labia minora　小陰唇
Anus　肛門

中世

隠れた肉質のひだが厳密に調べられたために、16〜17世紀なると、大きなパラダイム・シフト（思考の枠組みの転換）が起こった。それまでの長い間、子宮の治療は、もっぱら女性、具体的には、出産を介助する女性、すなわち助産婦によって担われてきた。つまり、きちんと認められた婦人科学はなかったのである…「女性の病気に対する秘密の治療法の宝庫」のようなルネサンス後期の著述がごくわずかあるにはあったけれども。同じくルネサンス後期のヴィルヌーヴ（Arnaud de Villeneuve）という医療専門家は、その著作「医療実践（Practica）」の中で、次のように述べている…「神の導きによって、私は、女性の医療に関心を持つに至った。しかし、そもそも女性は悪しき動物であるので、私は、いつか有害な動物（つまり、女性）の餌食になるだろう[19]。」女性の医療問題はおぞましいもの、妊娠は病理的なものと見なされていたので、産科学の実践に着手していた男性の医師たちは、目の当たりにする女性の苦痛や変化を、妊娠による異常な生理的現象として理解しようとした。

ただし、そこには、ある皮肉を見て取れる…その皮肉とは、ベリオ＝サルバドール（Evelyne Berriot-Salvadore）が述べるように、「妊娠の苦痛を和らげようとする医療的言説は、出産時の女性の苦しみを肯定するキリスト教的倫理観と相対立する」という皮肉である[20]。しかし、男性が妊婦を取り扱うことが認められるようになるにつれて、女性が妊婦を取り扱うスキルの価値は低下していった。助産術は、長らく、母親から娘へと伝授される家族的伝統であったが、それが、もはややっかいな制約に過ぎなくなったのだ。

たとえば、歴史家ウィースナー（Merry Wiesner）にならって、1598年、ドイツのメミンゲン市議会が医療従事者の動きに反対して提出した見解を見てみよう…「ヘイシン（Elizabeth Heyssin）は、それまで彼女が行ってきた流儀（治療をしながら、治療法を娘に伝授するという流儀）で外傷も治療することが許されるべきだ。しかし、女性と子どもについては、たとえ患者が娘の治療への参加を要求したとしても、いかなる医療行為も娘が行うことは禁止されるべきだ[21]。」ヨーロッパ社会が、伝統的慣習を脱するにつれて、職業訓練が重視されるようになった。1560年までには、パリで、助産術の公式訓練プログラムが定められ、助産師の許可を得るには、すでに許可を得ている医師や助産師の認可が必要になった。それでもなお、分娩室に男性が入るのには大きな抵抗があり、夫以外の男性が分娩室に入るのは希であった。

男性助産師

おもしろいことに、男性の助産師参入に反対するために、聖書が用いられたこともあった。「完璧な助産婦介助（The Compleat Midwife's Companion）」という本を書いた英国の助産婦シャープ（Jane Sharp）は、男性助産師に反対しているが、その理由として、助産婦は聖書で正当視されているのに対して、男性助産師は正当視されていないことを挙げている。また、英国の外科大学（College of Surgeons）も医科大学（College of Physicians）も、男性助産師を望んでいなかったが、その理由は聖書にあるのではなく、女性が助産婦になるために公式の教育を受けて、社会的地位を上昇させることに対して反発する医師が存在したことであった。マグナー（Lois Magner）によれば、「英国ミドルセックス病院の医師メリマン（Samuel Merriman）は、女性は科学的知識を身につけることができず、医学的道具を使いこなすこともできないと論じている[22]。」男性助産師に対する反対者には、女性の道徳的堕落を強調する者も多かった。その主張のポイントは、女性がつつましさを維持することである…自尊心がある夫ならば、自分の妻の「あの部分」が他の男に直視されることなど許せるだろうか、という具合である。また、シックネス（Philip Thicknesse）が述べるように、「男性看護師に身を任せた女性は汚されたのであり、他の男性にも同様に身を任せやすくなる」という見解もあった[23]。以上のような論争にもかかわらず、ある程度の監視下ではあるが、男性が子宮の処置に当たるケースは増えていった。しかし、歴史的に男性が分娩室に入ることは道徳的に禁じられていたので、場合によって、男性医師は、妊婦に分からないように、四つんばいで、そっと分娩室に忍び込まねばならなかった…男性医師が女装をした場合さえあった。しかし、最も大きな変化をあげるならば、助産用の鉗子（かんし）の使用であろう。助産用鉗子は、１６００～１７２８年の間に、チェンバレン（Peter Chamberlen the Elder）とその後継者（すべて男性助産師）によって作成された。鉗子の使用は、18世紀以降、子宮の処置に大きな影響を与えることになる。

助産婦から男性医師へ

18世紀を通じて、ヒステリーは、まだ、処女、妻、寡婦の身体的部位（の異常）と関係づけて考えられていた。その滑稽ですらある理論の名残りは、医師ジェームズ（R. James）の著作にも見ることができる。彼は、医師たちに次のように教えている…女性患者が「血液と水分に満ち、かつ出産の経験がないならば、」古代の教えのとおり、結婚が最高の治療法である、と。このように、理論、経験、権威（偉大な医師の権威）の3つがそろって、結婚こそヒステリーに対する極めて有効な治療法であるとした[24]。

19世紀には、助産婦から男性医師へのバトンタッチは、ほぼ完了した…正当なヴィクトリア風の婦人をきどって、お堅い道徳心をひけらかし、「男性医師と婦人科学の話をするくらいならば死んだ方がまし」と言う女性もいるにはいたが[25]。しかし、不幸にも、男性医師の子宮に関する知見を豊かにした臨床経験が、彼らを信頼しようとする人々に痛恨の一撃を与えた。18～19世紀、多くの女性が、医原性疾患である産褥熱《さんじょくねつ》に感染し、死亡した〔訳注：医原性疾患とは、医療行為が原因となって起こる病気や障害：産褥熱とは、出産時に膣や子宮に入った細菌を原因とする高熱〕。その感染の仕組みが発見された後ですら、女性は産褥熱に苦しまざるをえなかった。なぜならば、男性医師が、手を洗うのを嫌がったからだ。

近代

19世紀になると、ヒステリーの原因は、子宮ではなく、脳にあると考えられるようになった…さすがに、物理的に子宮が頭に移動（遊走）すると考える人はいなかったが、残念ながら、子宮という身体的病因から脳という心的病因へのシフトが、男性支配の医学的現実から女性を解放することにはならなかった。今や、情緒不安的な女性が、夫や社会の期待に応えられない場合には、彼女は施設に隔離されるか、あるいは、「うつ病」、「精神異常」、「ニンフォマニア（色情症）」といったラベルが貼られることになった。それに加えて、女性の異常な行動の原因が、子宮の病気にあるとされることもあった。子宮の病気を持ち出すことによって、医師は、女性の性的衝動（セクシュアリティ）に気づかずして妻に手を焼いている夫に、「奥さんは病気なんですよ」と助け船を出すことができたのだ。また、女性の異常な行動に対しては、陰核切除や卵巣切除といった外科的処置が推奨され始めた。これらの外科的手術は、御しがたい多くの女性を沈静化し、従順にした…それは、時として女性患者から感謝されることさえあった。

月経、性的欲望、妊娠を罪悪視するだけでは不十分だと言わんばかりに、子宮の所有者たる女性は、男性に軽蔑され、敵意の対象にさえなり、女性は、社会の創造的活動の主流から排斥されてきた。たとえば、20世紀になるまでは、大半の女性が教育、とりわけ大学教育を受けることは困難であった。そのよい例は、19世紀に医学博士を取得しようと努力した3人の女性たち…ザクシェフスカ（Marie Zakrzewska）、ハント（Harriot Hunt）、ブラックウェル（Elizabeth Blackwell）…の物語である。彼女たちは、医師として認められようとする戦いの中で、当時の女性の健康問題を主張して悪戦苦闘したのであった。

20世紀になると、2度の世界大戦に並んで、子宮をめぐる戦争も成熟の度を高めた。その戦争の舞台は、強制的な帝王切開、「不適格者」の断種、出産の医療化、大量の子宮摘出、非合法の妊娠中絶、代理母などであった。歴史的には、女性は、子宮を持つがゆえに、「劣った、非論理的、精神異常」と見られてきたが、皮肉にも、現代では、その子宮が数多くの政治的論争が行われる場所となったのである。

本書の目的

科学が進歩し、知能の客観的統計分布や性ホルモンの影響に関する知見と同様に、子宮の解剖学的知見も豊かになりつつある。しかし、子宮については、未解決の文化的遺物も多く、今もってあまりにも多くの女性たちが、その影響を受けている。本書の目的は、そのような文化的遺物の起源を発掘し、解剖台の上に注意深く並べ、それらにユーモアを交えながら新しい光を当てることである。

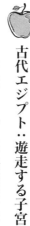

第1章　古代（紀元前）

古代エジプト：遊走する子宮

ヒステリー。この典型的な「女性の問題」の起源は、紀元前２０００年頃、すなわち、鋭い観察力の持ち主であった、あるエジプトの助産婦が、正常位置から脱出した子宮を触診し、「子宮が落ちている」と主張した頃にまでさかのぼる。論理的に考えれば、もし、子宮が元の位置から動き、骨盤から落下できるのならば、逆に、子宮が上方に、あるいは、どの方向にでも移動できるはずだ。実際、子宮はどの方向にも動くがために、子宮の移動がさまざまな女性の病気の原因となることが、カフン・パピルスという古文書に記されている。このように遊走する子宮が、落ち着ける場所を求めて移動する途中で、肝臓にぶつかったり、胃に一撃を与えたり、脾臓を押しつぶしたりし、それが痛みをもたらすとされた。さらに、子宮は肺を圧迫して呼吸を困難にし、窒息死に至らしめるともされた。それに苦しむ女性が何とか空気を得ようともがいている間、彼女の仲間は薬草を探し回り、薬草を燃やした煙を扇であおいで彼女の頭と足にふきかけた。窒息による仮死はヒステリーの一つの症状であったが、芳香療法が唯一の治療法だったのである。

カーン・パピルスとスミス・パピルスに並ぶ医学的古文書であるエーベルス・パピルスには、もっぱら、女性の病気治療に関する情報が取り上げられている。ヴィーチ（Ilza Veith）が述べるには、何とか定位置を保っている子宮に対する一つの治療法は、患者を「松のおがくずのかすを注入して湿らせた巻き布の上に座らせる」ことだった。また、通常は有害とされる液体を飲ませることも治療法の一つだった…「船に使用した木材と発酵性飲料のガスから採取したタールを成分とする液体は、（中略）その有害さゆえに、子宮の下方移動をもたらす」とされた[1]。

図6　遊走する子宮の治療例

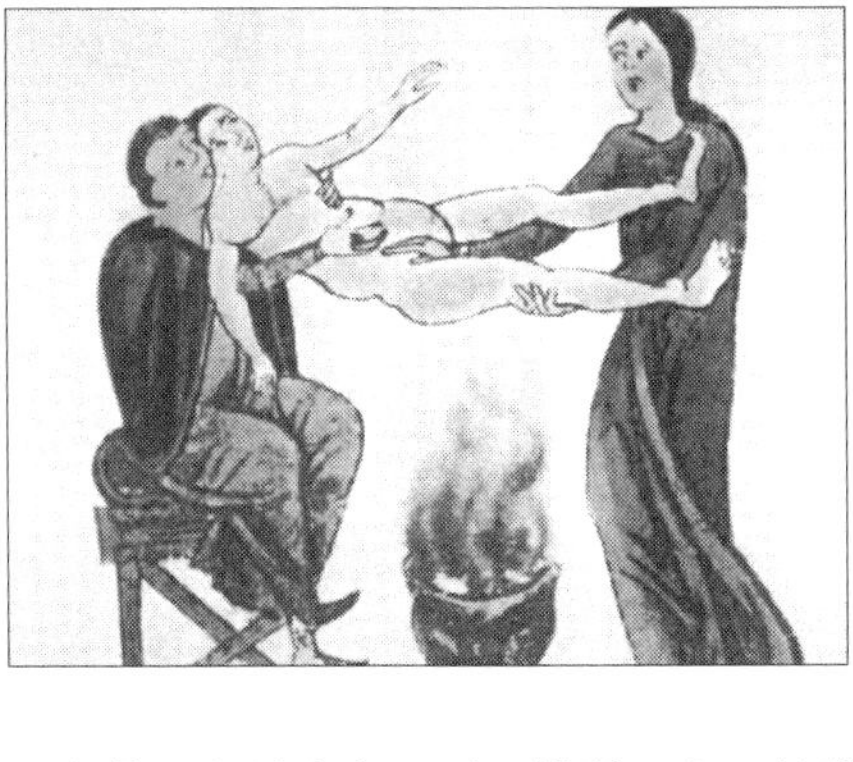

古代エジプトでは、子宮が頭の方に遊走したときには、鼻の近くで不快な臭いのする物質を燃やし、子宮を下方に押し戻そうとした。次に、心地よい芳香性の煙を子宮外陰部から体内に入れた。こうすることによって、頭まで上昇した子宮を、元の場所である骨盤まで下降させようとしたのだ。この図は、古代エジプトの子宮治療を中世の人が想像して描いたものである。

遊走する子宮は、女性の上（頭）と下（足）の両方から処置された。古代エジプトの治療家は、骨盤の上方（頭）でも下方（足）でも煙をたいた。まず、頭からの煙は意図的に悪臭を放つ物質が用いられた…これによって、子宮を下方に押し返そうとした。また、鉢に入れた芳香性物質を、女性が広げた両足の真下で燃やした。この心地よい芳香性の煙によって、子宮が下方に降りて来るよう誘ったのである（図6）。

その他の治療法に、乾燥させた男性の糞便を乳香の上でたくというものもあった。ある著作によれば、治療法の決定打は、男性の成分を用いることだった。かりに男性の成分の不足で、子宮が満たされていないのであれば、男性の何ものかだけが病気を治すことができると考えられたのだ。もし受胎が望まれているのならば、超自然的存在に対する悲哀の祈りが、トトに捧げられた〔訳注：トトは、トキまたはヒヒの頭を持つ人間の姿をした魔法の神〕（図7）。

図7 トト

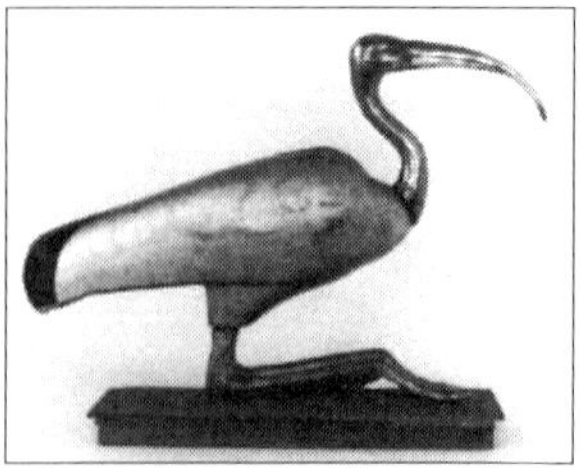

古代のエジプト人は、医学的知識は神、とりわけトトに起源をもつと信じていた。トトは、トキの顔を持った治療の神であった。エジプト人は、この鳥（トキ）の蝋製模型のくちばしを膣に挿入し、子宮を本来の場所に戻すのに使った。その機能的なくちばしは、身体の多くの開口部から薬物を挿入するのに役立った。だれが浣腸を発明したかはわからないが、その発明は、トキの長いくちばしを使って肛門から薬物を注入したことに始まる。

古代ギリシャ：プラトンとヒポクラテス

ギリシャの哲学者プラトンは、子宮を、「動物の中に住む動物」と呼び、若い女性の健康を阻害する主要な原因だと主張した。もし、女性がセックスで満足を得られず、不妊の期間が長くなりすぎると、不機嫌になった子宮は、満足できる場所を求めて骨盤を去るとされた。しかし、骨盤の定位置から移動することによって、子宮は、他の器官を破壊する。プラトンは、著書「ティマイオス」の中で次のように述べている。

> 子宮は、女性の中に存在する生き物であり、子どもをつくりたいという欲望を持っている。（中略）子宮は、子どもを生成することを思い焦がれる一個の動物である。思春期になっても不妊の期間が長くなりすぎると、子宮は悩み、ひどく混乱する。そして、子宮は体内をさまよいだし、呼吸の通路を遮断する。子宮は呼吸を妨げ、女性を苦痛のどん底に落とし、各種の病気を引き起こす[2]。

こうして、プラトンは、女性とは、以上に述べた性質を持っており、それに尽きると結論している。

しかし、同じギリシャ人であっても、医師であったヒポクラテスは、プラトンの見解に異を唱えている（図8）。彼は、プラトンが取り上げた症状をヒステリー球（globus hystericus）〔訳注：のどに塊があり、飲み込むのが困難との感覚〕と呼び、主として年長の女性に見られる症状だと述べた。

> 長期にわたって性的衝動を自制することは、明らかに、子宮の器質的変化をもたらす。（中略）そのような状態では、子宮は乾燥して軽くなり、季肋《きろく》部〔訳注：左右の肋骨の下の部分〕に向かって上昇

図8 ヒポクラテス

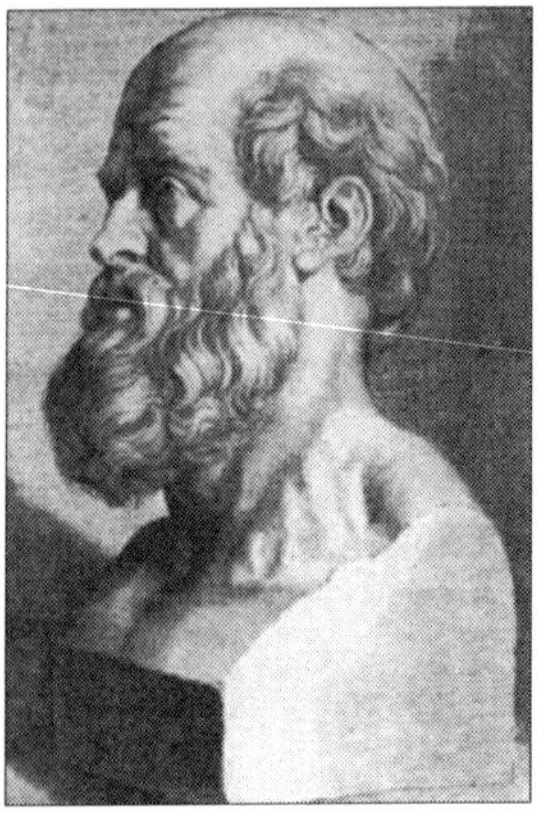

ヒポクラテスの画像・彫像は数多く残されているが、実物は、この有名な彫像ほどハンサムではなかったのではあるまいか。ヒポクラテスの時代には、胎児は準備ができると、子宮から泳ぎ出ると信じられていた。ヒポクラテスは、「子宮は女性の体内を動き回り、他の体内組織に衝撃を与えることによって病気を引き起こす」と教えた。

ヒポクラテスは、次のようにも教えている…7ヶ月の胎児は、8ヶ月の胎児よりも生命力がある；女性は、左の卵巣から出る精液によってつくられる、と。しかし、他方で、ヒポクラテスは、確証された婦人科学的知見について正確な記述も残している。

医学の祖と言われる彼による「ヒポクラテスの誓い」は、医師が女性に堕胎薬を与えてはならないことや、医師が女性患者と性的関係をもってはならないことを宣言している。しかし、リオンとペトルセリ（Albert Lyons and R. Joseph Petrucelli）の著書「Medicine: An Illustrated History（医学：図解歴史）」によれば、ヒポクラテスの誓いは、時代を超えて、医師を志す多くの人々に参照されたが、誓いの中で主張された規則は、ヒポクラテスの哲学に組み込まれることはなかった。

し、その結果として、通常、腹腔へと下降する呼吸の流れを妨げる。子宮が、この位置にとどまると、癲癇《てんかん》に似た痙攣を引き起こす[3]。

2世紀の医師で、ヒポクラテスに次いで重要な貢献をなしたアレタイーオスは、ヒポクラテスと見解を異にしている。つまり、アレタイーオスは、子宮の体内遊走を若い女性の特徴と見なす点で、プラトンと同じ見解であった…「脇腹の中央部こそ、女性の臓器と言ってもよい子宮の居場所である。（中略）それはあちこち動き回り、まったくもって不安定である[4]。」アレタイーオスは、若い女性に対して、子宮をコントロールするためには、なるべく速やかにセックス・パートナーを見つけるよう勧めている。

ガレン：ヒステリー性窒息死

一方、ギリシャの解剖学者、医師、著述家であったガレンは、子宮に関する見解を次のように述べている…「男性は女性よりも完成度が高い。とりわけ生殖器の面で、女性は男性よりも完成度が低い。」ガレンの見方では、子宮は、男性の陰嚢《いんのう》の逆であった…「女性が未だ胎児で、体温の低さゆえに体外に顔を出すことができない時期に、子宮は、女性の体内で形成される。」これに続けて、ガレンは次のように述べる…この体温の低さゆえに、陰嚢になったかもしれない部分は内部に居続ける（だからこそ、男性と同じように女性も精液を持つ）が、女性が長期間、セックスをしないと、「種（精液）」が累積し、最後にはヒステリーを引き起こす。女性が、長い間、セックスに馴染んでいる場合、この生殖機能の抑圧、あるいは、損なわれた種にとりわけ敏感である。表面上、若かろうが年老いていようが、子宮にとって、結婚はセックスを保証してくれる。あるいは、ガレンが述べたように、「創造主である神は、意図的に、全人類の半分、つまり女性を不完全なものにされた。それは、いわば欠損であり、大きな利点によって贖われない限り欠損である。」

賞賛すべきことに、ガレンは、解剖学的素養の持ち主であり、横隔膜〔腹部の内臓から胸腔を分離する筋肉の頑丈な膜〕が存在して、子宮の横断を許さないことに気づいていた。しかし、この洞察にもかかわらず、ガレンは、「ヒステリー性窒息死」という診断名を有名にもした〔訳注：子宮が横隔膜を上向きに横断しないと、肺の窒息は起こらないはず〕。ただ、この事実は驚くべきものではない。著名なトーマス・クーン（Thomas Samuel Kuhn）〔訳注：20世紀米国の科学哲学者〕の言葉を借りれば、「通常科学では、従来の理論を根底からひっくり返すような発見は、従来の研究活動の上に知識を積み重ねていくという基本的姿勢を必然的に破壊してしまうので、そのような発見は押さえ込まれてしまう[5]」からだ。科学が人体に関する革新的な情報を発信できるようになり、ガレンが診断に用いたような古代の概念と決別したのは、ガレンの時代から長い年月を経た後のことだった。

当時のガレンの観察によれば、ヒステリー性窒息死に襲われたのは、「かつては定期的に月経を経験し、妊娠した経験もあり、今でもセックスを欲しているが、今やそれらすべてから隔絶された女性たち」であった。この隔絶が、月経の血流を抑制し、その結果としてつくり出された子宮の状態が、「呼吸困難あるいは身体痙攣をもたらす」とされた[6]。「母親の窒息死」という新しい用語が生まれ、何世紀も使用された。

窒息死を回避する治療法は、女性たちに通常の性的機能を回復させることであるのは周知の事実だったが、セクシャル・パートナーのいない女性にとって、これを達成する方法を見つけるのは至難のわざであった。ガレンの時代には、結婚を伴わないセックスは、明確に悪とはされていなかったが、次章で述べるように、それが禁止される時代が近づいていた。

図9　ガレンの優れた診察

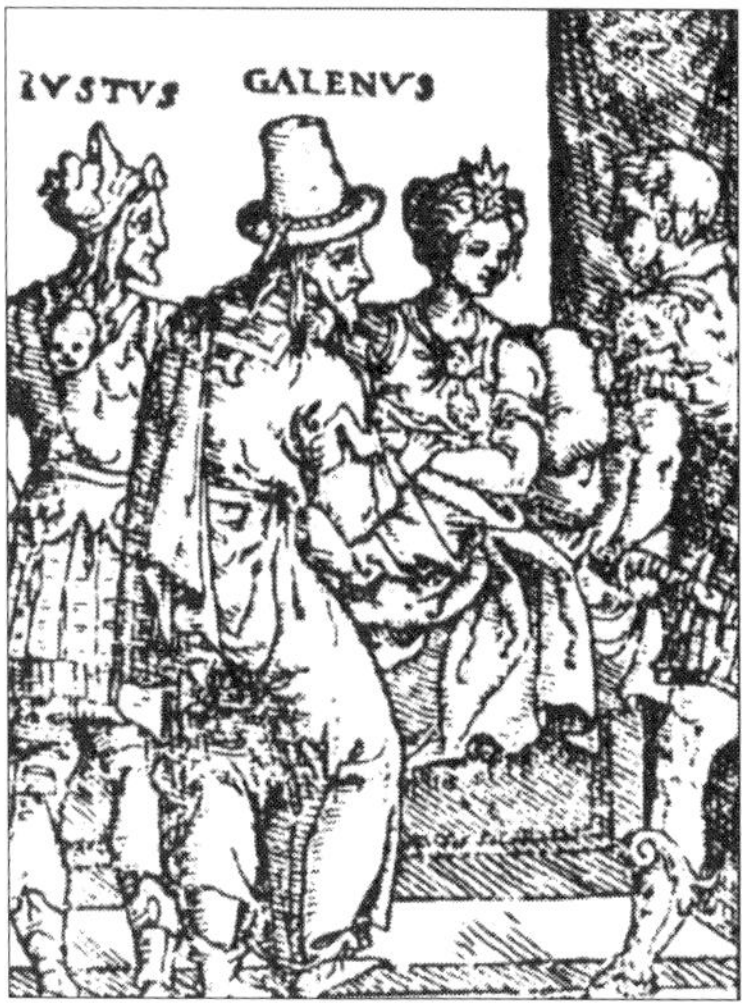

ギリシャの医師、ガレン（Galen：130-201年）は、男性は、生殖器が体外に突き出ていることをもって、女性よりも完成度が高いと記した。体液理論によれば、女性の生殖器は、十分な体温の高さがないために、身体の内部にとどまると考えられた。ガレンは、この見解を承認したが、同時に、彼は明敏にも、若い女性の病気が、時として、身体的と言うよりも恋煩いに起因することを認識していた。また、彼は、賢明にも、男性もまた恋煩いに襲われることを認識していた。

第2章

イヴの遺産

女性たちよ、あなたは、自分がイヴだとわかっていますか？　あなたの性別に関する神の言明は、今も生きています…だから、当然、あなたの罪も生きています。あなたは、地獄の入り口に立つ者、禁断の果実への誘惑者、神の掟を最初に破った者なのです。

テルトゥリアヌス（Tertullian）[1]

初期キリスト教

不幸にも、初期のユダヤ－キリスト教の思想家たちは、女性を苦しめる病気の原因は、子宮の遊走だと信じて疑わなかった。その上で、女性に助けの手を差し伸べることを妨げる一連の規則を創りだした。つまり、西洋の宗教（初期のキリスト教）は、女性の病気に対する古代からの治療法を維持することを許さなかったのだ…それは、古代の治療法が、処女性、貞節、禁欲の原理への挑戦だったからである。貪欲な子宮の欲求を満たし、性的満足を通じて健康を回復するという道は拒否された。情熱と愛情によって病気を癒す時代は、過去のものになったのである。実際、エロチックな思考、感情、知識、表現などは、すべて厳しく禁じられた。カーレン（Arno Karlen）が指摘するように、「女性と性行為は、ともに精神的堕落の象徴であり、宗教的な恵みを得る妨げになるという考えに、キリスト教は異常なまでに固執した[2]。」

女性は、結婚まで処女を守る（あるいは、生涯独身を貫く）べきとされた。この見解は、当時、処女性を礼賛する多くの書物を書いた人々に共通していた。1世紀から7世紀にかけて書かれた、そのような書物には次のようなものがある…テルトゥリアヌス（Tertullian）著「On the Wearing of Veils by Virgins（処女によるベールの着用について）」、シプリアン（Cyprian）著「On the Conduct of Virgins（処女の行為について）」、バジル（Basil of Ancyra）著「On the True Integrity of Virginity（真の処女性について）」、アンブローズ（Ambrose of Milan）著「On Virgins（処女について）」、アウグスティヌス（Augustine）著「On Holy Virginity（聖なる処女性について）」、バジル（Basil of Caesaria）著「Forty-Sixth Letter to a Fallen Virgin（堕ちた処女への46番目の手紙）」、ニセタ（Niceta of Remesiana）著「On the Fall of a Consecrated Virgin（神聖なる処女の堕落について）」。{訳注：どの書物のタイトルにも「処女virgin」が入っていることに注意されたい。}

アウグスティヌス

古代ローマのアウグスティヌスが、その著作「告白」の中で表明した滑稽な見解をさらにひどくしたのは、アウグスティヌス自身だった。彼は、寡婦、尼僧、未婚女性によるセックス（遊走する子宮を治療するためのセックス）を否定したのみならず、既婚女性が夫婦間で〝楽しむ〟セックスさえも否定した。つまり、アウグスティヌスは、既婚女性が、楽しむことなくセックスをするのだけを許したのである。アウグスティヌスは、「肉欲の喜びは、悪霊の仕業」と信じており、著書「Soliloquies（告白）」の中では、「性的関係以上に、われわれが避けねばならないものはない」とまで言い切っている[3]。少なくとも、彼にとっては、男女ともに、セックスは慎むべきものだった。

アウグスティヌスの禁欲の誓いは、彼自身の哲学的遍歴を調べ、分析してみるとよくわかる。17歳の時、彼は一人の女性と性的関係を持つようになり、その女性は妊娠した。ランケ-ハイネマン（Uta Ranke-Heinemann）によると、アウグスティヌスは、「女性の不妊期間に注意を払っていたのだが、彼の計算間違いによって、息子アデオダトゥスを授かった[4]。」アウグスティヌスの「クリスチャンの母」、聖モニカは、息子の愛人選択、ライフスタイル、そして、宗教までを厳しく批判した。

青年時代、アウグスティヌスは、マニ教を信奉していた。マニ教は混合主義的な宗派であり、次のように信じていた。

光の神は、化身の言葉で、イエスを送り、アダムに対して、イヴは闇の道具であると警告した。その結果、アダムはイヴとともに寝るのを拒否するようになった。しかし、闇の力は、イヴがアダムをパートナーにするようそそのかし、二人の子孫が世界中に増えるために必要な魔法をイヴに教えることによって、アダムの拒否に対抗した[5]。

子を産むことは悪であり、結婚は罪であり、タンパク質を含む食物（有性生殖でできる食物）はタブーであると、マニ教では信じられていた。アウグスティヌスは、このような文化的環境の中でも生き延びていけた。なぜならば、マニ教は、そのような禁欲的な基準に固執し、快楽、セックス、肉食を慎むことは、必ずしもだれでも実行できるものではないことを認めていたからである。マニ教の信仰には、3つのランクがある…「最高ランクの真のマニ教信奉者は熱烈な信者であり、性欲と貪欲をコントロールすることができ、肉食とセックスをやめることができる人である。2番目のランクは、救い主マニの教えを信じてはいるが、まだ熱心な信奉者ではない人である。彼らは、いわば傍聴人のような存在であり、善意ある男女であり、何とか自制心を身につけようと努力している人たちである[6]。」最下位のランクは、上記以外のすべての人々であり、マニへの信仰を欠き、肉欲と悪にまみれた一般大衆である。

アウグスティヌスは、上の3つのランクで言えば、2番目に当たる傍聴人のような存在であった。しかし、母親は、そのような状態を好ましく思っていなかった。彼女は、いわゆる立身出世主義者であり、「良き家庭」から息子の嫁を選んだ。実際、彼女は極めて効率的に息子と愛人との関係を断ちきり、愛人を家から追い出したのである。ところが、不幸にも、母親が選んだ嫁は未成年であり、2年間待ちぼうけを食らわされたアウグスティヌスは、ひどい心理的ストレスを経験することになった…「自分を縛り、苦しめたものは、大部分、飽くことなき性欲を激しく満たすという習慣だった」と、彼は、著書「告白」の中で述べている。彼は、さらに、他の女性とも関係を持つが、それを、肉体的な欲望はどうにもならなかった、と正当化している。しかし、フロイド流精神分析ならば反動形成と呼ばれるだろうが、彼は、突然、キリスト教に転向し、快楽を捨てて禁欲生活を選んだ。彼は、母親が選んだ女性とは結婚せず、一時的な女性との交際も振り捨てたのだ。

ブーローら（Vern and Bonnie Bullough）によれば、「その後、アウグスティヌスのキリスト教での地位は急速に高くなっていったが、セックスについては、マニ教的発想をほとんど捨てなかった。おそらく、アウグスティヌスにとって、セックスは、精神的自由に対する最大の脅威だったのであろう[7]。」

キリスト教とセックス

キリスト教は処女性を重んじ、セックスは、ある制約の下でのみ許されるとした。具体的に言えば、セックスは、子どもをつくるために夫婦間でのみなされるべきものであり、しかも、男性が上、女性が下という正常位で行われるべきものとされた。また、セックスは、人間の快楽のためではなく、神の意志によって行われるべきものとされた。この基準からのいかなる逸脱も、罪深いこと、異常なことと見なされた。

初期キリスト教の時代、男性の女性に対する優位的関係の結果として、「女性不信がキリスト教の中に浸透した」とブーローは記している[8]。おそらく、もしも、より多くの女性が、教会の「ルール」づくりに参加していたならば、女性に対する軽蔑ではなく、女性への賞賛が、教会の特徴になっただろう。しかし、現実を振り返れば、女性が教会のルールに影響を与えることはなかった。女性が教会の中で教えを説くことは許されず、沈黙していることだけが求められたのだ[9]。その理由は単純だ…新約聖書に登場する12人の使徒の中に、女性はいない。

アウグスティヌスの存命中、ソラヌス（Soranus）の重要な医学的著作「On Diseases of Women（女性の病気について）」が、断片的ではあるにせよ、オリバシオス（Oribasius）の著作の中に書き残された。そして、6世紀までには、ムスシオ（Muscio）が、その一部をラテン語で要約し、850年頃までには、そのラテン語要約が他の文献に引用されている（図10）。もしソラヌスの著作の全体が残されていたならば、遊走する子宮の神秘は、その後、問題にはならなかったであろう。しかし、より多くのソラヌスの知見が利用できるよう

図10　ソラヌスによる猫の頭の形をした子宮の図

ソラヌス（Soranus）の著作に基づいてムシオ（Muscio）が850年頃描いた子宮の解説

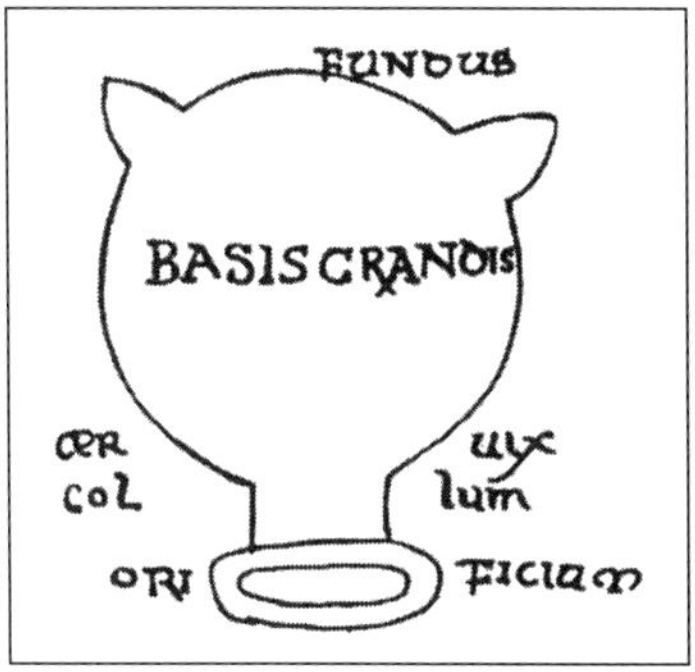

子宮に関する最古の書物の一つは、ソラヌスによって書かれた。彼の著作は、何度もさまざまな言語に翻訳された。翻訳のたびに違いが生じたので、同じくソラヌスの著作には基づいていても、時代を異にする翻訳ごとに、異なった子宮像が描かれた。

になったのは、ルネサンス期になってからであり、西洋文化が、その全貌を把握できるようになったのは、なんと19世紀になってからであった。

異端派

話は変わるが、初期キリスト教の時代も、女性の子宮の処置に当たっていたのは女性であった。当時は、すべての文化で、かつ、それまでの歴史を通して、子宮の治療者は女性、すなわち、助産婦だったのだ。ヨーロッパ文化が依存した女性治療者は、「賢女」あるいは「助産婦」と呼ばれ、口承で伝えられた薬用植物とハーブに関する土着の知識をもち、それらを準備し処方する方法にも精通していた。妊娠、出産、閉経、それ以外の健康問題についても、女性が女性を助けた…時には、女性治療者が男性を相手にすることさえあったが。

女性治療者の中には、出産時に鎮痛剤を処方したり、中絶手術を行ったり、避妊のアドバイスをしたりする者もいた。しかし、キリスト教が支配力を強めるにつれて、女性治療者の役割は次第に規制されるようになった。ショーター（Edward Shorter）によると、13世紀までは、「教会の主たる関心は、胎児が産道を生きて通り抜けられない場合に（つまり、死産の場合に）、助産婦が教会の式文に習って、緊急のバプテスマ（洗礼）を授けることに向けられた[10]。」

教会は個々の教区にいる助産婦に目を光らすと同時に、教会とは異なる意見を持つ遠方の人々にも支配の手を伸ばそうとした[11]。ハークセン（Sibylle Harksen）によれば、「12世紀以降、異端的な運動が、次第に、教会の頭痛の種になってきた。」また、ラッセル（Jeffrey Burton Russell）によれば、「これらの異端的運動の多くでは、女性が通常よりも尊重された[12]。」こうした異端者集団の一つ、カタリ派（Cathari）は、その平等主義的主張によって女性を引き寄せた〔訳注：カタリ派は、マニ教的二元論と極端な禁欲主義を特徴とする異端派〕。この集団の中では、女性が聖職者のように振る舞い、それなりの報酬を得ることもできた。おもしろいことに、カタリ派には、マニ教と共通する面が多かった…この集団のメンバーには、完徳者（Perfecti）と一般信者（Credentes）いう区別があり、同時に、「光の王国」から来た霊魂が、「闇の王国」たる肉体に慰めを求めるという信念があった。一つのカタリ集団が、女性のみで構成される場合もあった。その場合には、病人の看病に当たるという重要な任務も、女性が遂行した。女性メンバーの中には、貴族の子女の教育を依頼される者さえいた。カタリ派のような異端的集団が自立の度を高める傾向に反発した教会は、フランスのプルーイユに修道院を建て、カタリ派からの転向者を取り込んだ。しかし、この試みは必ずしも成功しなかったので、教会は、もっと過激な方法をとった。「カタリ派の最後の砦はモンセギュールの要塞であったが、１２４４年に征服されたときには、２００人の男女が火あぶりに処せられた[13]。」

魔女

女性の権利拡大を目指す宗教運動…カタリ派、テンプル騎士団、フス（John Huss）〔訳注：宗教改革の先駆け〕の後継者たちが行ったような宗教運動…は、教会の家父長的権威に対する抗議であった。それらを、教会の主流は、異端の主張と決めつけた。予想にたがわず、その結末は悲惨なものであった。ハークセン（Sibylle Harksen）は、次のように述べている…「異端者迫害の犠牲者は、のちの魔女狩りの犠牲者に匹敵する数にのぼった…悪魔の観念から魔女の観念が生まれたのは、中世初期のことだが。」（「当初、教会は魔女の観念を信用していなかった」と、ハークセンが述べているのは興味深い[14]。）さらに、ラッセル（Jeffery Burton Russell）によれば、「教皇や宗教裁判官が、法律的、理論的に、魔法と異端との結びつきを強固にしている間に、魔女の現象は、現実に、異端の現象と切り離せない関係になってしまった[15]。」

そもそも、魔女のイメージは、村々の女性治療者が自然をコントロールする能力（病気を治療する能力）に由来する。しかし、16、17世紀には、それが多くの女性にとっての惨事を引き起こす結果になってしまった（図11）。再びラッセルによれば、魔女の概念をもたらしたいくつかの言い伝えがある…すなわち、夜の吸血鬼、空を飛び回るワルキューレ（Valkyries）、夜に徘徊する幽霊、「荒れ狂う馬（wild ride）」などの言い伝えである[16]。これらの言い伝えが示すように、魔女は、夜間の飛行、秘密の会合、有害な呪術、悪魔との契約などの罪を負わされたのだ。それらは、ブラウナー（Sigrid Brauner）によれば、「教会によって、教会に対する敵対行為（個人による敵対行為、ないしは、限定された人々による敵対行為）と見なされた…すなわち、テンプル騎士団、異端派、学識ある魔術師、その他の反体制派の行為は、ことごとく教会に対する敵対行為と見なされたのだ[17]。

上記以外に、魔女の特徴をあげるならば、肉食への欲求、とりわけ子どもの肉に対する欲求をあげることができる。司教には、「荒れ狂う馬」の存在を信じ、それに興じる人たちを、教区から追放するようにとの指示があった。その追放令の根拠は、「荒れ狂う馬」を信じる人たちは、神から離れたも同然であり、異端派ないし悪魔への奉仕者と化して

図11 魔女たちは彼女らの悪魔について論じている

デューラー（Albrecht Dürer；1471-1528年）作「4人の魔女」（1497年）

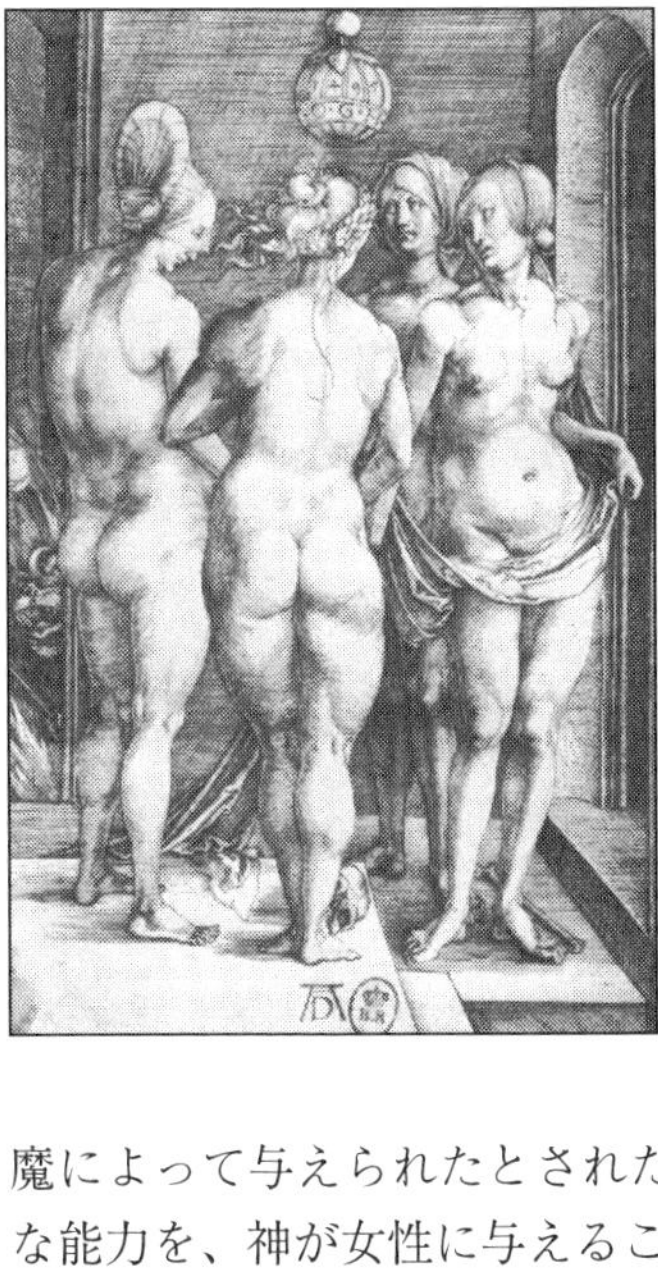

魔女たちは、多様な姿とサイズで現れる…凶暴、せむし風、ほうきで飛ぶ、歯の欠けた、いぼだらけの老女等の姿から、官能的、豊満な、太った、多産の男たらし等の姿まで。エーレンライヒとイングリッシュ（Barbara Ehrenreich and Deidre English）によれば、治療者／賢明な女性は、魔女の概念と結びついていた。病気は悪に対する罰であるから、神だけが病気を癒すことができるとされていた。したがって、女性が病気を癒すことができるならば、その能力は悪魔によって与えられたとされた。初期教会の伝統では、そのような能力を、神が女性に与えることはあり得なかったからである。

いることにあった[18]。かくして、異端者あるいは魔女と見なされた女性を罰する舞台が整った。ブーローは、当時の事情を、次のように述べている：

13世紀頃まで、キリスト教会の公式見解は、魔法に結びついた行為は、すべて夢に始まる幻想か夢想であり、魔女を現実のものと考えるのは、異教徒ないし異端者だけだという見解であった。しかし、このような見解は、聖トマス・アキナスの反論を受けた。彼の著作の中で、たとえ魔女が幻想か夢想であるにしても、それは、同様に現実的でもある、と述べている[19]。

先に紹介した魔女の特徴は、人間を豊穣にするか否かと並んで、穀物と家畜を豊穣にするか否かとも繋がっている。つまり、魔女の支配力は、自然や（自然の中の）資源にも密接に関係しているとされた…「魔女は、牛を殺す、不思議な病気をまき散らす、男性をインポにする、幼児を殺して食べる、ミルクとバターを盗む、嵐の災害を引き起こす[20]。」それに加えて、魔女は、洗礼を受けていない人間の霊魂を悪魔に売り渡すとされた。したがって、正常な出産をして、子どもの霊魂が悪魔に売り渡されるよりも、死産の方がマシだという考え方も出てくる（図12）。もし、魔女が欲すれば、子宮は流産することも、不妊になることもできる。その後、性的に魅惑的で、セックスの相手を選ばないという魔女の性格は、より顕著になっていった。しばし時間が経ってルネサンス期になると、魔女が男性ではなく女性であるのは、女性が淫らで誘惑されやすいからだと考えられるようになった。

以上のように、魔女の観念には、肉体と精神の弱さを特徴とする女性の性質が、一貫して通奏低音のように流れている。中世教会法の専門家、ブーローとブランデージ（Vern Bullough and James Brundage）

図12 死産の子の霊魂を悪魔に売り渡す助産婦

ゴヤ (Francisco de Goya y Lucientes) 作「魔女の安息日」

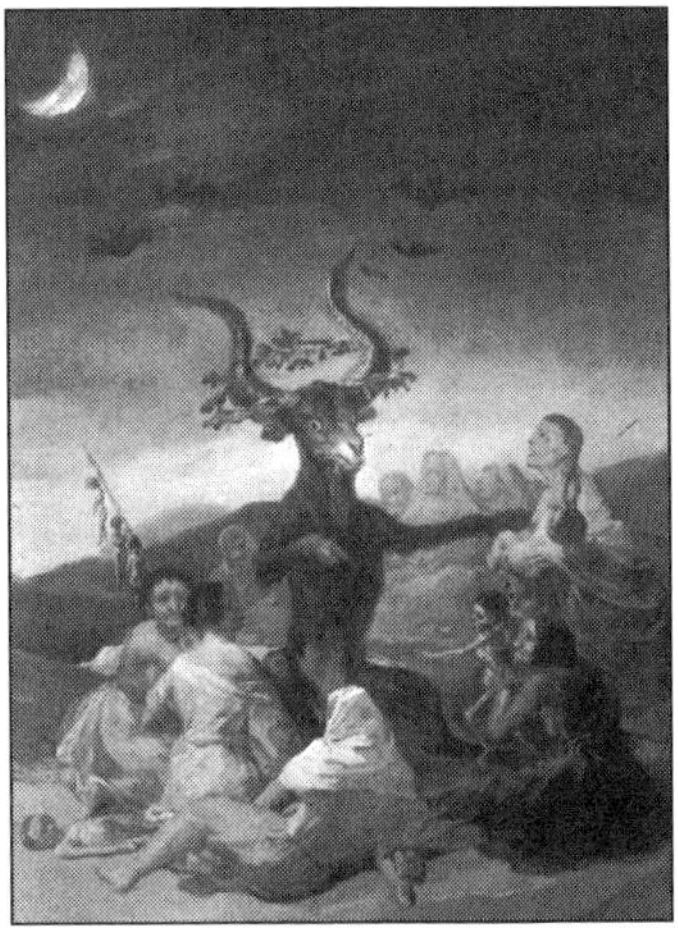

感知できるか否かの境目に生じる出来事は、不確定性と不決定性に満ちている…それは、人生の２つの段階の狭間に生じるからだ。加えて、そのような出来事の経験には、多くの迷信が関わっている。その意味で、誕生と死は、そのような出来事の典型である。誕生と死は、新しい段階が到来し、それまで続いてきた段階が過ぎ去る、いわば「移行」である。そのような移行に対応するには、大きな不安が伴う。ほとんどの社会では、この不安を払拭するために水浴び、洗礼、葬式のような儀礼が創りだされた。これらの儀礼を遂行する専門家は、人々の尊敬を集め、その力によって自らの立場を正当化した。専門家たちは、移行という困難を経験する人々に助けの手を差し伸べたのだ。助産婦は、そのような専門家の一つであった。彼女たちは、誕生と死に関する民間信仰に精通していた。なかでも、赤ん坊の死は、大きな精神的衝撃となる。助産婦は、まだ洗礼を受けていない新生児と至近距離でまみえる存在であるがために、彼女はしばしば悪を働いたと疑われた。助産婦は悪魔と接触する力を持っている、そして、赤ん坊の霊魂を悪魔に売り渡すのだと信じる人たちもいた。

ゴヤ (Francisco de Goya；1746-1828年) が描いたこの絵画では、助産婦が、山羊の姿をしたサタン (悪魔) に、死産した新生児の霊魂を売ろうと持ちかけている。

は、次のように述べている。

私たちは、女性のセクシュアリティは、男性のそれとは異なっていると、強く信じている。その理由は、男性とは違って、女性は神のイメージの中で創造されたのではなく、男性の肋骨から、男性の伴侶あるいは援助者としてつくられたことにある。つまり、神による創造という点で、女性は男性に劣っているのであり、このことが女性を性的誘惑を受け入れやすい存在にしており、女性の貞節も疑わざるを得ないことになる。（中略）したがって、男性には、妻が他の男のベッドにさまよい入らぬように、妻を性的に満足させる道徳的義務がある[21]。

どう見ても、男性にとって負け戦なのは明らかである。次章で述べるように、中世という時代は、「女性は悪であり、不安の種である」いうイメージに満ち満ちていた時代である。とりわけ、日常的に女性経験から隔てられている男性（女性に関する知識から縁遠い男性）には、そのようなイメージがこびりついていた。一般的に、異性との日常的接触から遠ざけられると、未知の得体不明なものに対する憶測と恐怖に基づいて、妄想を抱くようになる。エーコ（Umberto Eco）が中世修道院を舞台に描いた小説「The Name of the Rose（薔薇の名前）」の登場人物ウィリアムは、その典型である。

女性の誘惑については、聖書に十分書かれている。たとえば、旧約聖書の「伝道の書（コヘレトの言葉）」には、女性との交わりは燃えたぎる炎のごとしと記され、同じく旧約聖書の「箴言」には、女性は、男性の貴重な霊魂を占有し、最も精神力が強い男性ですら、女性によって破壊されてしまうと記されている。さらに、「伝道の書」には、「わたしの見いだしたところでは、死よりも、罠よりも、苦い女がある。その心は網、その手は枷。」と書いてある。また、女性は悪魔を運ぶ船という、聖書の記述もある。（中略）次いで、全知全能の主イエス・キリストは、奇跡的にも、性的関係を経由せずに、男性として受肉したけれども、誕生までは女性の子宮にいることを選んだ…[22]。

初期の医学

神学はおぼろげにも巨大に映るが、その点、迷信と変わらない。あいまいな神学的世界では、祈りこそ、なすべき答えであり、最終的な権威は教会が保持した。科学が未発達の世界では、すべての不可解な現象は神の罰と見なされ、病気も同様であった。アウグスティヌスは、人間の苦難をことごとく、「本質的な悪の表れ、すなわち原罪の結果」と考えた[23]。奇跡的に成功した治療（祈りによる治療）の話は、今で言えば大衆タブロイド紙の記事のように、次の世代へと語り継がれていった。病気を治したのは、人間ではなく、祈りだったと語り継がれていった。

この時代、修道院が典型的な学習センターであった。学習の時間、資源、出版技術を持っていたのは教会だけであった。しかし、教会は、医療にも科学にも、まったく興味を示さなかった。宗教的秩序を維持するために、教会の教えに適合したデータだけが保存された。つまり、もし新しい情報があったとしても、教会の教えに疑問を呈するもの、教会の教えに矛盾するもの、教会の教えを馬鹿にするようなものは、速やかに破棄された。さらに、聖書の「創世記」によって、熱心な聖職者が可能な限り女性を沈黙させる根拠が与えられた。テルトゥリアヌスの言葉を借りれば、次のとおりである。

女性たちよ、あなたは苦痛と苦悩のなかで子どもを産む（中略）あなたは、自分がイヴであることを覚えているか？　女性に関する神の判断が生きている限り、イヴは、この世に生きている。したがって、あなたがた女性は、責めを負って生きねばならない。あなたの中には悪魔が巣くっている（中略）女性は、男性を欺いた。それを否定することは悪魔でもできない[24]。

ここで、ひとつ疑問が生じる。考えてみれば、なぜキリスト教の中に女性嫌いの観念がはびこったのだろうか？　特に、イエス自身は、女性に対する否定的態度を表明しなかったにもかかわらず、なぜそうなったのだろうか。イエスは、月経の汚れを恐れることもなかった。実際、新約聖書「マルコによる福音書」は、「ある女」の物語を詳しく紹介している…その女は、12年間も出血が止まらず、多くの悩みを抱えており、イエスの癒しを求めてやってきたのだ。彼女は言った、「あの方の衣服に触ることができれば、私の病気は癒やされる」と。マルコは続ける、「その女がイエスの衣服に触れると、出血はぴたりと止まった。女は、自分の病気が癒やされたことを実感した[25]。」

初期の医学は、科学というよりも芸術であった。そして、キリスト教との折り合いをつけることができなかった。「On the Anatomy of the Uterus（子宮の解剖学）」を著した医師ガレンは、キリスト教徒の学生を助手にすることを拒否した。その理由は単純だ。神の癒やしに対するキリスト教的信念では、（古代ギリシャの神々よりも）新しい神であるキリストに祈ることこそ重要であり、古代ギリシャの医学、および、それを端緒とする初期の医学は、異教的で好ましからざるものとされていたからである。しかし、シゲリスト（Henry Sigerist）が見るところでは、「キリスト教がローマ帝国の公認宗教になったとき、キリスト教は、過去の文化的遺産を引き継がねばならない必要性に迫られた。すなわち、医師になったキリスト教徒は、異教的な医学書（古代ギリシャの医学書）に書かれた学説を用いて患者の治療に当たらざるを得なかった[26]。」

ただし、例外が一つだけあった…それこそ、子宮の問題の治療である。多くの「異教的な」思想家たちは、古代ギリシャと同様に、子宮の問題は、セックスによって治癒可能という診断をしていたのだ。たとえば、ポール（Paul of Aegina）は、「セックスが躁病の治療に役立って以来、セックスは憂鬱の最良の治療でもあるとされた[27]」と述べている。これは、セックスを悪とする初期のキリスト教的思想家にとっては、足に刺さったとげのようなものであった。

今のところ、次のように言うにとどめておこう…アウグスティヌスの反セックス論と女性嫌いの結果として、初期のキリスト教は、女性の価値をおとしめる行動に出た。アウグスティヌスの哲学では、男性の性的欲望は罪深い行為そのものであるが、女性の性的欲望は、それ自体が罪深い上に、男性の淫らな考えをも惹起するという意味で、男性よりも罪深いとされた。それゆえ、教会は、無慈悲に女性を押さえつけた。男性のような服装をしたり、説教をしたり、男性のものと見なされている役割を担う女性には、逸脱者、したがって異端者というラベルを貼られた。まとめると、女性には3つの攻撃が加えられていたことになる。つまり、イヴが犯したとされる誘惑の罪の遺産に対する攻撃、（出産のような）自然に対して持つとされる能力に対する攻撃、教会内でリーダーシップを取ろうとするときの異端的態度に対する攻撃という3つの攻撃であった。テルトゥリアヌスのような教父から見れば、女性は、悪と苦痛の元凶であり、その罰金を永遠に支払わねばならない存在であったのだ。

第3章 中世の子宮

中世の医学

修道院のあとに大学が生まれたのは幸いであった。もっとも、文献がギリシャ語からアラビア語へ、そしてラテン語へと際限なく翻訳される途中で、見落とされてしまう医学的知見もあったが、知見が何もないよりはずっとマシだった。ディクソン（Laurinda Dixon）によれば、「イタリア南部のサレルノにあった医科学校では、まずアラビアの理論に基づいた婦人科学を中心に据え、ヒポクラテスの医学を振りかけ、キリスト教の味付けも加えた[1]」。ソラヌス（●頁参照）は、かなり早い時期に、「人間の子宮は、前方に落下する。その理由は、他の動物の子宮とは違って、他の身体部位と同様、子宮が感受性を有しているからだ」と記していたが、その労作の全体は、まだ翻訳されていなかった[2]。処女性をめぐってソラヌスが女性に与えたアドバイスだけを見ると、当時のキリスト教の文化的規範を支持しているように見えるが、アドバイスの根拠は高度な医療実践にあった。彼は、自ら出産の現場に立ち会い、出産に固有の危険性を見抜いていたし、麻酔や抗生物質がなければ罹病率と死亡率が一気に跳ね上がることも認識していた。

病院で出産するのが当たり前の時代に生きる私たちにとって、はるか昔に妊婦が耐えねばならなかった苦闘を想像するのは難しい。たとえば、今や生まれんばかりの新生児の頭部が、もう少し待つようにという周りの圧力によって押し戻される状況や、妊婦が、5日間もの間、途方に暮れた夫と多くの家族メンバーに注視されながら過ごさねばならないといったシナリオを想像するのは難しい。しかし、そのような私たちでさえ、かなり最近まで、女性の主要な死亡原因が出産であったことは知っている。新生児の二頭頂骨の直径を成形するのは、骨盤の絶妙な機能である。ポール（Paul of Aegina）は、当時の出産上の難問を記録に残している。

子宮内の胎児に関する初期の著作に基づいて描かれた中世の絵画を見ると、中世の医師は、死亡した妊婦に、直接、手を触れることはほとんどなかった。ソラヌスの最も有名な著作「On Diseases of Women（女性の病気について）」は、すでにラテン語に翻訳されており、子宮の図解も掲載されていた。その図解の中の胎児は、成熟した人間のイメージで描かれており、まっすぐに伸ばした手足を持ち、いわば大人の縮小版だった。さらに、その胎児は、目を見開き、出産を心待ちにして小躍りしているようだ。図解された子宮（猫の頭のような子宮）は、ガレンらによる7つの空洞をもつ子宮の図よりも正確なものであった（図13）。図解の中には、誕生前の足位内回転〔訳注：胎児の頭が上向きから下向きに回転すること〕に関する理解をうかがわせるものもある。しかし、概して言えば、子宮に関する中世の関心は、解剖学的というよりも神学的な関心であった…もっとも、解剖学的関心と神学的関心は、互いに重要な関係にあったが。

とりわけ、生命の起源についての関心は、「霊魂は、どうやって肉体に宿るのか？」という関心と切り離せなかった。聖トマス・アキナスは、霊魂が肉体に入る時期を、男子は生後40日、女子は生後80日とするアリストテレスの説を早めて、生後4～5日と考えた。興味深いことに、アキナスは、霊魂が肉体に入る時期について、女児の方が男児よりも遅いとは考えなかった[3]。これよりずっと後、19世紀になって、教皇ピウス9世が、すべての霊魂は受胎の時に肉体に宿り、したがって、いかに早くても流産は罪であると宣言し、男女差の有無をめぐる2つの説の不一致が解消された。

図13　1501年に描かれた子宮

シンガー（Charles Singer）著「A Short History of Anatomy from Greeks to Harvey（ギリシャ時代からハーヴェイに至る解剖学の短い歴史）」より

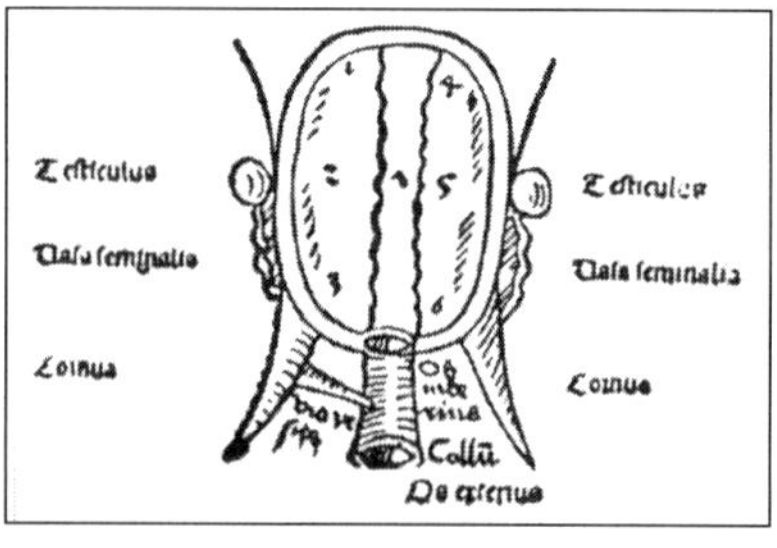

7室をもった子宮が古い解剖図に登場する。画家ハント（M. Hundt）は、7室に番号をふっている。彼は、「男児は右側の3室、女児は左側の3室、両性具有者は中央の室で成長する」と信じていた。（ラテン語の「左」は「好ましくない」を意味し、後には「悪い」を意味するようになった。）

ギリシャからアラビアを経てヨーロッパへ

帝王切開は、出産が成功したかに語られるが、それは、いささかごまかしであるとする中世の論考は注目に値する。帝王切開という明らかに大胆な手術は、おそらく、死につつある女性、あるいは、すでに死亡した女性に対して行われたのだろう（図14）。

中世の出産を描いた他の絵画に目を転じると、妊婦を他の女性が介助している姿が描かれている。その絵画で疑いようのないのは、出産中の妊婦の姿勢である…妊婦は直立に座しているか、あるいは、部分的に他の女性が妊婦を支えている。その様子は、妊婦の子宮の機能を助けるために、子宮に加重しているように見える（図15）。

当時、解剖が完全に禁じられていたわけではないが、人体を解剖して標本をつくる能力を持つ医師は多くなかったし、解剖は、伝染病に感染した人や、処刑された人に対して行われるものだった。モンディーノ（Mondino de Luzzi）は、1316年の著書「Anothemia（解剖学）」の中で、実際の観察に基づいてはいるが、子宮は7つの細胞に分けられるという誤った記述を行っている。この誤りについて、シンガー（Charles Singer）は、「間抜けな魔術師Michael the Scot」（図16）は、アリストテレスの著作「動物論（De Animalibus）」の影響だとしている[4]。また、モンディーノは、ガレンが犯した多くの過ちを繰り返したが、彼の著作は、解剖学の標準となり、40版以上の版を重ねた[5]。

現在の読者から見れば、自ら検証することなく、長きにわたって、他人の著作を翻訳して、そのまま踏

図14 **中世の帝王切開**

バンドール（Jean Bondol）著「Histoire ancienne jusqu'à César（帝王切開の古代史）」（1375年）より

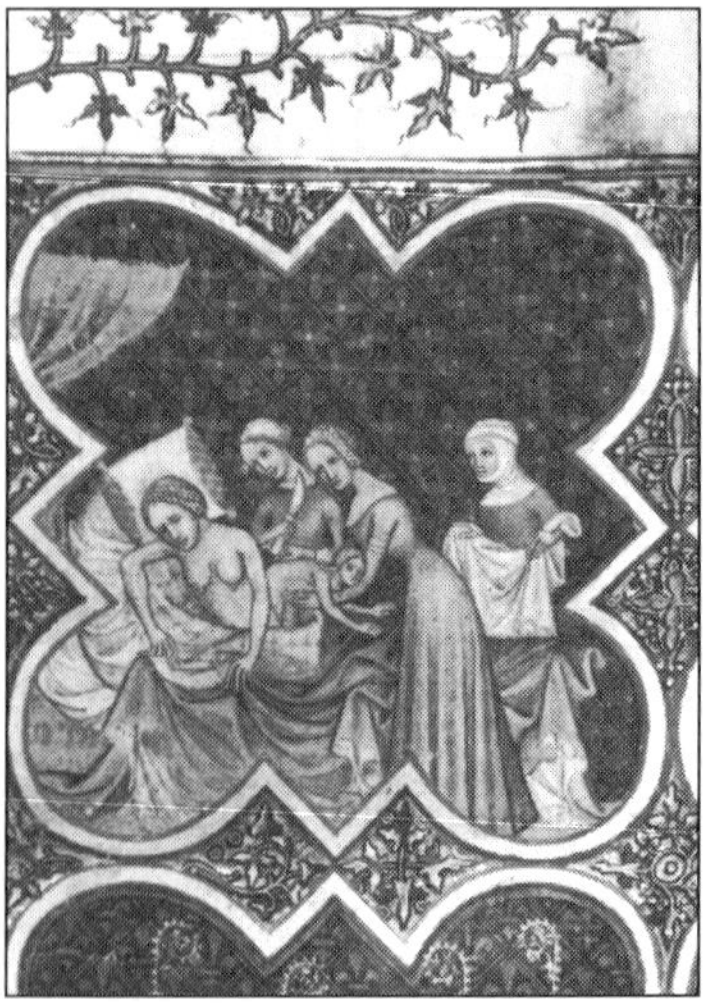

健康な女性にとっても出産にストレスはつきものであるが、胎児が産道をうまく通過できない場合には、2つの問題を克服しなければならなくなる…赤ん坊の生命を守るという問題と母親の生命を守るという問題だ。ソラヌスは、赤ん坊を膣の中で「回転」し、あたかも赤ん坊が死んだかのように、膣から赤ん坊を取り除き、それによって母親の生命を守る方法を知っていた。もし出産する前に母親が死亡した場合には、腹部を切開して赤ん坊を取り出すことが試みられた。帝王切開については、初期の医学的文献に数多くの報告がなされている。リヨンとペトルセリ（Albert Lyons and R. Joseph Petrucelli）は、帝王切開が古代インドで行われていたことを述べている…白象と王女マヤの結合によって生まれた男子で、仏教の創始者であるシッダールタの神秘的誕生が、帝王切開によるものかどうかはわからないが、シッダールタは、母親の右腹から生まれたとされている。次に、ギリシャ神話に目を転じると、アスクレピオスは、死亡した母親の腹から父親のアポロによって取り出されたと言う。ポンピリウス（Numa Pompilius、紀元前715-673年）は、女性が出産中になくなった場合には、赤ん坊は、女性の内部から切り出されなければならないと主張した。さらに、帝政ロー

マの将軍アフリカヌス(Scipio Africans)も、帝王切開によって生まれたと言われている。ちなみに、caesarean section（帝王切開）の「caesarean」は彼のニックネームであった(caesarは、象という意味だった)。しかし、多くの文献が一致して述べるとおり、caesareanという語はジュリアス・シーザー(Julius Caesarのcaesar)に由来する。シーザーは、生きていた母親オウレリアから帝王切開によって生まれたのだ。このような帝王切開によって生まれた赤ん坊に関する芸術的描写は数多いけれども、かりに切開手術は切り抜けても、母親が、その後も長生きしたという話は少ない。

図14は、1375年に描かれた中世フランスの絵画である。そこには、女性の外科医１名と助産婦２名が、帝王切開を行っている様子が描かれている。帝王切開の具体的な手続きが記述されるのは、ルネッサンス期以降のことである。さらに、それよりずっと後の19世紀後半になって、ようやく、サンガー(Max Sanger)が、縫合術を使って子宮の治癒を促進し、子宮を適切な位置に戻すことを可能にした。麻酔と抗生物質によって安全な手術が可能になったのは、20世紀になってのことだった。

図16　マイケル・スコットが描いた子宮

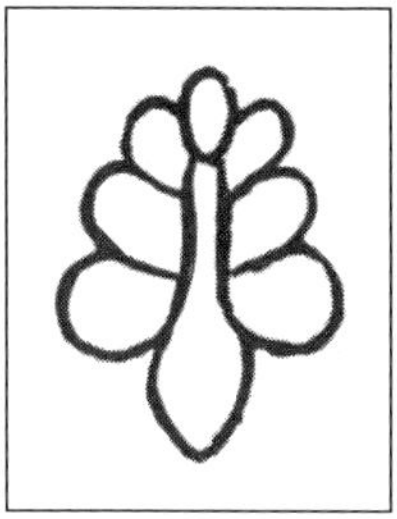

シンガー(Charles Singer)によれば、７室の子宮を描いた解剖学者は、スコット(Michael the Scot、1178-1234年)の影響を受けた可能性が高い。この図は7つの細胞からなる子宮であるが、7室モデル(ハントによる図13を参照)とはずいぶん異なっているし、ソラヌスが描いた「猫の頭の形をした子宮」(図10)よりも不正確である。この図16は、14世紀の子宮像のコピーと言える。

図15 助産婦が介助する出産

「Rosengarten（バラ園）」（1513年版）の複製より

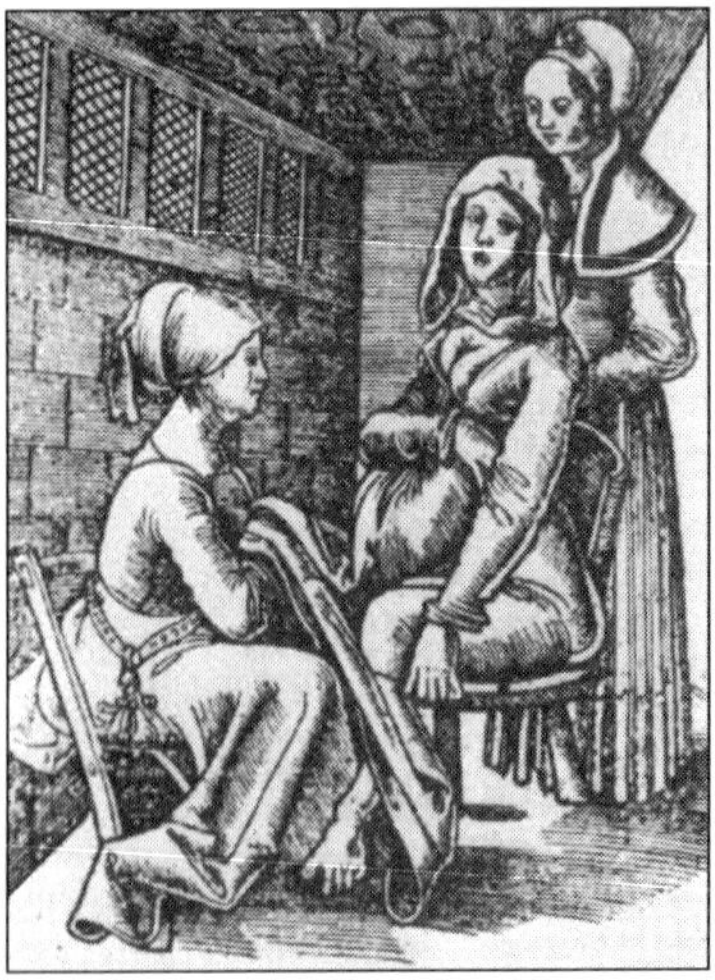

男性医師ではなく、助産婦が女性の出産を介助した。妊婦の椅子は、尻当てがなく、馬蹄形をしており、脚と背もたれだけであった。出産間近の妊婦は直立に座し、赤ん坊に下向きの圧力を加えている。助産婦の一人は、妊婦と向き合って座り、その瞬間を待っている…その助産婦は、妊婦の陰茎と腹部を、油脂あるいは精神緩和剤でマッサージしたのであろう。もう一人の助産婦は、妊婦の後ろに立ち、精神的·物理的な支えとなった。フェミニストの学者は、出産と分娩には、薬草の鎮痛薬を初め、すべての薬物類が総動員されたと考えている。次第に、このような伝統的出産は、宗教的にも医学的にも禁止され、次第に消滅し、助産婦たちが持っていた知識も使われなくなった。それまでは、出産は、女性の間で知識が共有される出来事だった。助産婦になる女性は、自ら出産の経験を持つ人か、妊婦に寄り添えるだけの知識を持つ人だけだった。

襲して使い続けるのは愚かなことであろう。しかし、13世紀以前のヨーロッパでは、医学的知識を持つ人は限定されており、主として、ノートをとって学習するという方法で伝えられていた。ブーローら（Vern and Bonnie Bullough）は、次のように指摘している。

中世初期には、ギリシャからの医学的遺産の多くは、西ヨーロッパの人々によって無視された。その遺産は、10～12世紀、イスラム教徒、ユダヤ教徒、ビザンチンのギリシャ正教徒との接触によって再発見された。この再発見こそ、中世の大学の隆盛、そして、後の外科医の隆盛をもたらした[6]。

女性の治療家

パリ大学医学部トップは、「医学は、書物で伝えられるべき科学の一つであり、現場で学ぶ技能ではない」と宣言していた。その宣言に反するという理由で、パリの女性医療実践家フェリシア（Jacoba Felicie）が起訴された。彼女は、「病人を訪問し、脈を取り、尿を調べ、身体と手足を触り、薬を処方し、金をもらうというやり方（現場で学んだ技能に基づくやり方）で病人を治療していたからだ[7]。」さらに、ミンコフスキー（William Minkowski）によれば、

フェリシアが、尿の観察、身体の触診、薬や消化剤や下剤の処方など、資格を得た医師だけに許されたテクニックを使用していたことを知って、大学の教授連は気分を害した。（中略）起訴されたのは、彼女の無能さのためではなく、大学から資格を取得していなかったためであった。（中略）病気

について彼女が持っている知識や理解とその活用については、何ら考慮されなかった。彼女が、女性であるがために、大学入学の資格がないといいう事情も無視された。（中略）彼女は、「かりに医師の資格を持っていなくても、賢明で経験豊かな女性は病人を治療する権利を有する」と主張した。彼女は、さらに勇気を奮い起こして、男性医師が女性の胸や腹を触るのは不適切だとも主張した[8]。

中世の女性治療家をもう一人紹介しよう。それは、トロトゥーラ（Trotula）という伝説上の女性であり、サルレノ大学で教鞭を執ったことになっている人物である。彼女は、治療家、助産婦であり、経験豊富で尊敬される教授であった。男性教授と結婚したとも言われているが、この点については、文献の間に不一致があるので、神話（?）かもしれない。いずれにせよ、女性の病気に関する書「Practica secundum Trotam（トロタによる実用医学）」も、当時の産科学と婦人科学の名著「Trotula Major（Ut de Curis）」と「Trotula Minor（Cum Autor）」も、すべて彼女の作だと言われている。ガリソン（Fielding H. Garrison）は、彼女の存在をめぐる論争について、次のように述べている。

マルゲーニュとズートホフ（Malgaigne and Sudhoff）によれば、トロトゥーラは人物の名前ではなく、書物（「トロトゥーラは、サラーミアン（Salernian）地方の助産婦すべてを総称するニックネームである」と述べた書物）のタイトルである。しかし、他方で、ダランベールとレンジ（Daremberg and De Renzi）によれば、「トロトゥーラは、女流作家（ルッジェーロ家の一員で、長男プラタリウスの妻であった女流作家）の名前である、という説もある[9]。」

著者の存在の真偽がいかようであろうとも、上にあげた書物は、セックスのない女性の悲しい運命に同情を寄せている。たとえば、上記の「Ut de Curis」は、ペッサリーの使用を勧めているし（図17）、「Cum Autor」は、子宮の痙攣の原因は、「腐った種（spoiled seed）」（ガレンの初期のアイデア）の過剰にあるとした[10]。トロトゥーラの著作の英訳版には、複雑で異様な処置や、受精、妊娠、出産に関するアドバイス、「子宮の中の風（wind in the uterus）」や他の女性の病気に対する治療法が含まれている[11]。たとえば、「子宮の中の風」は、「腐った種」が血液を冷やし、汚染することによると考えられた…「腐った種が過剰になると、冷たい物質が形成され、それが、心臓や肺や発声器官に隣接する、いわゆる〝側副〟と呼ばれる部位まで上昇する。その結果、通常、発声に障害が生じる[12]。」

　さらに、中世の治療家を、もう2人紹介しなければならない…ヒルデガルト（Hildegard of

図17　ペッサリー

ドーランド（Dorland）著「図解：医学事典　第25版」（1974年）より

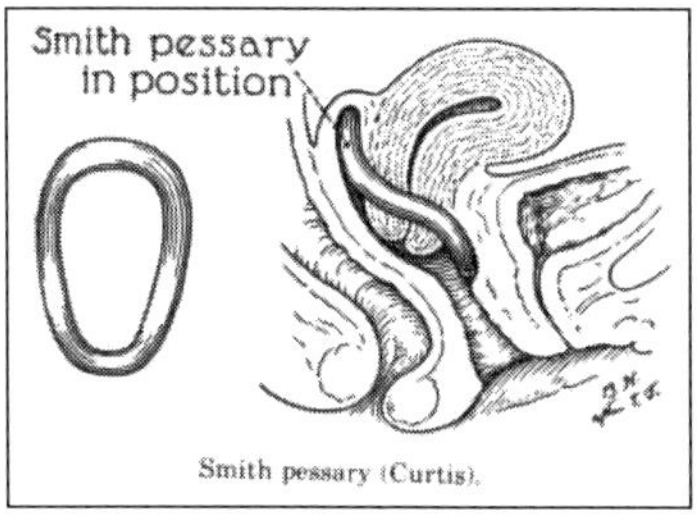

　トロトゥーラが推奨したペッサリーの形状は、この図に示されたスミス型ペッサリーとは似ても似つかぬものであった。ペッサリーという語は、ラテン語のpessarium（あるゲームで用いられる楕円形の石）に由来する。しかし、形状の違いを超えて、今も昔も、その使用目的は同じであった…膣に挿入して、子宮の口をふさいで固定するのが使用目的であった。言うまでもなく、女性が独身を守っている場合、彼女は、子宮が遊走しないようにするためにペッサリーを用いることができた。

Bingen）と聖ヴァルプルガ（Walpurga）である。ヒルデガルトから始めよう。彼女は、若い頃から論争を巻き起こした。彼女の空想と幻聴に当惑した両親は、彼女を全寮制の学校に放り込んだ。その学校の在籍中に、彼女は成熟した大人になり、一人の女性として彼女が受けた啓示を書き留めた…それは、主として、治療に関する文章であった。その中で、彼女は、推奨する治療法として薬草療法を採用しており、その点で、彼女を最初の植物民俗学者と呼ぶこともできるだろう。当時のほとんどの治療者と同様、彼女も体液理論に強く依拠していたが、同時に、「感情激発、狂気、強迫観念、白痴」といった精神状態に関する認識も有していた[13]。また、彼女は、憂鬱にも共感を持ち、性欲抑制にサファイアが効果を持つと主張した。

一方、聖ヴァルプルガは、大学から医師資格を得ていなかったフェリシアが受けたような軽蔑の犠牲にはならなかった。それは、彼女が修道女であり、したがって、病気の治療に当たることが正当視されていたからである。彼女は、罰せられることなく、尿検査を行って子宮を調べた。ただし、その尿検査は、現在の私たちが知っているような科学的臨床技術ではなかった。実験用フラスコを光に当てて目視する治療者の姿は、化学的分析というよりも、超自然的な秘術的印象を与えることを意図していた。

以上に述べたような女性の医学的貢献があったにもかかわらず、当時最も重要だったのは権威の有無であり、最終的な権威は、男性聖職者が握っていた。「Ut de Curis」、「動物論」、「身体諸部分の用途について（De usu partium）」、アビセンナ（Avicenna）の著作「カノン（Canon）」のような重要な医学的文献は、ある読者から次の読者へと際限なく手渡されていった。読者は、次の読者に手渡す前に、写本した。したがって、時には、写本の間違いによって、ある段落が次の段落と矛盾する場合もあったが、基本的に、テキストに疑問を呈してはならないという暗黙のルールがあった。

中世の子宮

重要なのは、あくまでも権威であった。アビセンナの権威ある著作「カノン」には、「女性の生殖器は子宮であり、子宮は、男性の生殖器、すなわち、ペニスとその不随物に似せて創られた」と述べられている。この種の権威は、さまざまな芸術家や医師が、子宮をペニスとの類似で考えるきっかけと方向性を与えた。かりに、ガレンが、子宮は7つの部分から構成されると述べたとすれば、それは、彼が教会の教えに背きたくなかったからだろう…実際には、彼は、豚の子宮（それは3つの部分から構成される）しか見たことがなかったのだが。

子宮の7室モデル（7つの部分から構成されるとするモデル）によると、女児は左側の3室で妊娠し、男児は右側の3室で妊娠し、両性具有児は中央の1室で妊娠するとされた。しかし、アラビア語の文献は、もう少し現実に目を向けていた。アラビア語の文献には、女性は袋状の子宮を持ち、それに2つの管が付いていると書いてあった。マジュシとコンスタンティン（Ali ibn al-Abbas al-Majusi and Constantine）の著作「The Practica Pantegni」によると、「子宮の内壁は、毛で覆われており、その毛が精液と胎児の両方を安全に保っている[14]」。なお、著者の一人、コンスタンティンは、ベネディクティンという人と生活を共にしたアフリカ人の学者であり、ギリシャ医学について書かれたアラビア語の文献をラテン語に翻訳した。

さらに、同じく「The Practica Pantegni」によれば、すべての女性は、犬、猫、豚と同様、双角子宮（2つの角をもつ子宮）を有している：長い参道に繋がる2つの管をもつ構造のおかげで、子宮は、複数の胎芽を収容することができるとされた〔訳注：胎芽とは、受精卵が卵割して親と同じ形態になるまでの個体：ヒトでは、受精後8週の終わりまで〕。

当時、影響力のあったもう一つの文献（それは、トロトゥーラが教鞭を執ったサルレノ大学から出版された）によると、「子宮には2つの孔がある：その一つは外子宮口であり、そこを通じて性交が行われる：もう一つは、内子宮口である[15]。」また、「Anatomia magistri Nicolai physici」という著作には、次のように述べられている…「女性の静脈は、月経時の血液の一部を子宮に注ぎ、一部を乳腺に注ぐ。乳腺に注がれた血液は、新生児の成長にあわせてミルクに変換される[16]。」これ以外の文献の中には、「女性は男性の逆であるから、女性の生殖器は、1本の管と2つの睾丸（卵巣）から成っている」と主張したものもあった。

最後に、若干、占星術にも触れておこう。それは、医学とは異なる知の領域ではあるが、治療をめぐる信念の中に組み込まれていた。占星術では、「ゾディアック・マン（zodiac-man）」という人物画像が用いられた。それは、男性というより男系生殖の人物を描いた図画であった。その人物画像には、身体部位に対応する星座が、その種別とともに描かれていた（図18）。図18の図画は、理髪外科医〔訳注：髪を切る理容師が人体を切る外科医の仕事を兼ねていた職業〕が、血を抜き取るタイミングを知るために用いられた[17]。

図18 ゾディアック・マン(Zodiac Man)

「Medicine and the Artist（医学と画家）」より

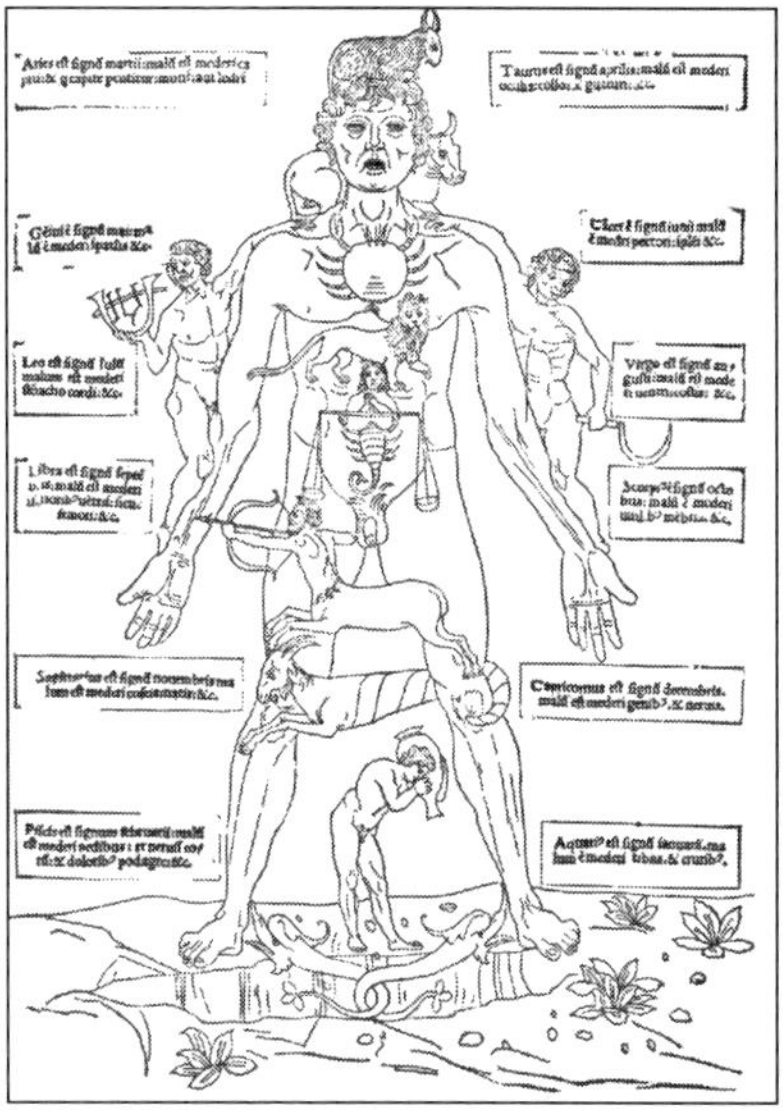

中世では、解剖学、天文学、体液理論のミックスが、治療のための知見を提供した。身体部位の構造と、部位に結びつけられた星座によって一覧図（ゾディアック・パラダイム）が作られ、理髪外科医が、最も効果的な放血の時期（一年のいつか）を予想するのに用いられた。その15世紀版と言えるケサム（Ketham）の著作「Fasciculus Medicinaei（医学選集）」掲載の図18では、明らかに男性がモデルになっている。初期のフランスの図（1413-1416年ごろの図）では、男系生殖の人物がモデルになっており、その人物は、90度回転させた大きな目の形をした世界の中心に置かれ、星座とそれに対応する月が付されていた。そこでは、3月が一番上、9月が一番下、6-7月が左側、11-12月が右側に配置されていた。さそり座は生殖器に結びつけられ、ゾディアック・パラダイムによれば、女性が骨盤に問題を抱えている場合、放血は秋に行うのがよいとされた。同様に、頭の病気は、おひつじ座と魚座の中間、すなわち、3月に処置するのがベストであるとされた。その後、血管に関する知見が豊かになるにつれ、星座や他の超自然的な事象に頼ることなく、放血の時期を示すチャートが作られた。

第4章 ルネサンス期の子宮（15～16世紀ごろ）

知識の探求から取り残された子宮

ルネサンス期、ヒューマニズムが神学を払拭し、知識の探求が開花した。しかし、それでもなお、子宮は好奇心の対象でしかなく（図19）、生殖、妊娠、胎児の成長などの神秘については、いずれも謎めいた記述がなされるにとどまった。月経の血は女性を汚すものと見なされ、女性の体内に残ると、病気の原因となり、女性を「腐敗させる」と信じられ続けた。

子宮の諸々の部分を指す解剖学的用語は、男性の解剖学的用語に基づいていた（精巣、管、種など）。それは、女性の体は、男性を逆にしたものと信じられていたからである。さらに、女性は精巣を持っているがゆえに、女性の種、すなわち、精液は、男性と類似の器官によってつくられると信じられていた。このような考え方は決して新しいものではない。もっとも、アリストテレスは、とっくの昔に、女性の種の存在を否定していたが、つまり、男性だけが種を持っていると認識していたが、ヒポクラテスは、胚が形成されるには、男性の種と女性の種のミックスが必要だと教えていた。つまり、女性の精液（女性の種）は、生殖プロセスにとって不可欠と考えていたのだ。ヒポクラテスは、さらに一歩進んで、女性は、部分的ではなく、一気に全部の精液を射出すること、しかも、女性の射出には2種類あることをも考えていた。2種類の射出の一つは、子宮内の射出であり、子宮を湿らせる。もう一つの射出は、子宮外への射出であり、子宮が通常よりも拡大した時に起こる射出であった[1]。

デ・バレス（Francisco de Valles）は、ヒポクラテス流の考え方には、男性優位を脅かす危険性が含意されていることを見抜いていた。なぜならば、男女とも精液を持っているとしたら、男女とも同等の生殖能力を持っていることになり、女性は、セックスなどしなくても妊娠できることになるからだ[2]。デ・バレスは、読者に念を

図19　1554年に描かれた子宮

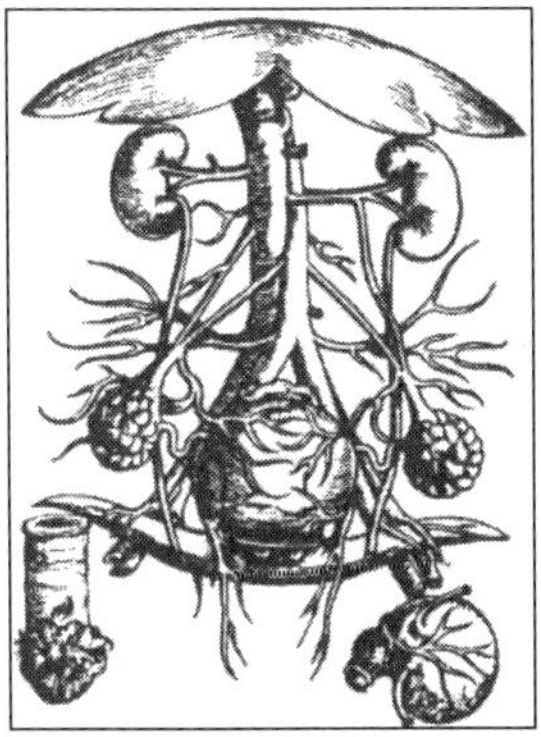

昔から女性の体内は描写の対象だったが、その描写は、決して正確と言えるものではなかった。この図は、リュフ（Jacques Rueff）による産科学の著作に掲載されているものである。子宮は、横構造から垂れ下がった、男性の陰茎を想像させる付属物として描かれている。

押すために、「私と異なる見解は、いずれも問題にならない」と締めくくっている…「私と異なる意見を述べようとする人は、女性の精液は、男性の精液よりも冷たいので、単独で妊娠をもたらす力がない、と反論するしかないだろう[3]」と。しかし、いかに女性単独で妊娠するのには十分ではないにしても、女性の種が害をもたらす可能性自体は当然と見なされていた。つまり、「もし、女性の種が、何らかの原因で体内に残るならば、月経の血がそうであるように、身体を腐敗させ、有害な影響を与えると、広く信じられていた[4]。」医師ザクート（Abraham Zacuto）は、「〝抑制された月経〟および残存する精液は、子宮の中で劣化し、最強の有毒物に匹敵する毒性を持つに至る[5]」と述べていた。

医療倫理

では、ルネサンス期の医師は、この問題をどう見ていたのだろうか？ シュライナー（Winfried Schleiner）は、彼女の著書「Medical Ethics in the Renaissance（ルネサンス期の医療倫理）」の中で、女性の病気に関するフォリースト（Peter Foreest）の著作「De Mulierum Morbis」から、逸話的な事例を引用している。

> 44歳の寡婦が（中略）１５４６年5月、意識もなく横たえられていた。私に緊急の呼び出しがあった。（中略）彼女は、体内に残存した種が原因で窒息死の寸前だった。女性の状態は、急速に悪化するだけだった。私たちは、両方の臀部（hips）〔訳注：尻ではなく、腰のくびれから大腿部にかけて横に

突き出した部分〕を縛ろうとした。その理由は、痛みの刺激によって、悪性物質を下向きに攪拌し、ガスが上向きに動くのを防ぐためであった。緊急事態だったので、私たちは助産婦に来てもらい、患者の性器に軟膏をぬり、身体の内部に向かって指で性器をこすってもらった。しかし、その患者の意識が回復する望みはなくなった。そのように指で性器をこすることは、すべての医師によって推奨されていた（中略）とくに、寡婦や、修道女のようにセックスに禁欲的な女性には推奨されていた…若い女中や、夫のいる女性には、それほど推奨されなかったが、それは、男性とセックスをするのがよい治療法だったからである[6]。

もちろん、指で性器をこするような処置には、倫理的な疑問があった。実際、前述のザクート自身、「たとえ、感覚と呼吸がなくなりかけ、死に直面している女性であっても、有毒な精液を子宮から取り除くために、その性器をこすったりすることが、果たして、信仰心ある医師に許されるのだろうか」と自問自答している[7]。また、ランチン（Ranchin）と自称する医師は、「女性がヒステリー性の発作を起こした場合でも、女性の体をこすったり、性器に触れることは許されるのか」と問うているが、その自らの問に対して、彼は、「このような処置を良しとするか否かは、医師個人の意識次第である」と述べて、お茶を濁している。さらに、ランチンは次のようにも述べている。

このような処置を是認する人の中には、権威ある論客も含まれている。その例の第1はガレンである。ガレンは、ある寡婦の話、すなわち、助産婦が子宮に指を入れて精液を取り除いたおかげで、健康を回復した寡婦の話を紹介している。このような治療法に端を発して、ほとんどの女性が、オナニーをするか、あるいは、ヒステリー回避のために、男性のペニスに似せて巧みに作られた器具を使用することになった。第2の例として、イブン＝シーナー（Avicenna）は、助産婦が外陰部に指を挿入して、射出まで入念にこすることを勧めている。

ランチンは、セックスと、子宮をこする治療とを区別し、後者を推奨している…もっとも、それを、とりわけ処女に対して行うことには、処女性の冒涜になるという理由で、嫌悪感を隠していないが。当時の他の著作も、このマスターベーション風の治療を、罪深いものではなく、また、罪を犯しているわけでもないとして、擁護している。ここで、重要になるのは患者の意志である。もし、患者が、自らの意志に反して、あるいは、最小限の同意すらないにもかかわらず、治療の結果として、悪い種を射出することになったのであれば、それは許容された。この議論は、17世紀まで続く…モクシウス（Moxius、1587〜1612年）による著作「De Methodo Medendi（治療方法について）」にも、「医師が、死をもたらす腐敗した精液を、直接的に取り除くことは許されるか」という章が含まれている。

絵画への影響：ダ・ヴィンチ

絵画の世界に目を転じると、以上と対応するパラドックスを見ることができる。ルネサンス期の画家は、自らの目に映った生と死（生きた身体と死んだ身体）を、多くの文献と調和する形で理解しようとした。しかし、絵画と文献の不一致は避けられなかった。画家たちは、「現在」を探求し記録する自由を手にしたが、それは彼らが「過去」について無知であることを露呈する結果となった。たとえば、ルネサンス期に描かれた子宮は、7室（3室は男児、3室は女児、残る1室は両性具有児のための室）から成っていたが、過去には見られた「一管一室の子宮像」は、ルネッサンス期には見られなくなった。

解剖学的な知見の影響は、絵画の世界には及ばなかった。たとえば、レオナルド・ダ・ヴィンチは、「妊娠後、すべての残存する月経の血は、胸部に移動し、母乳の生産を助ける」ことを学び、また、そのように信じていた。また、彼は、何世紀にも及ぶガレン流解剖学に

図20　1522年に描かれた子宮

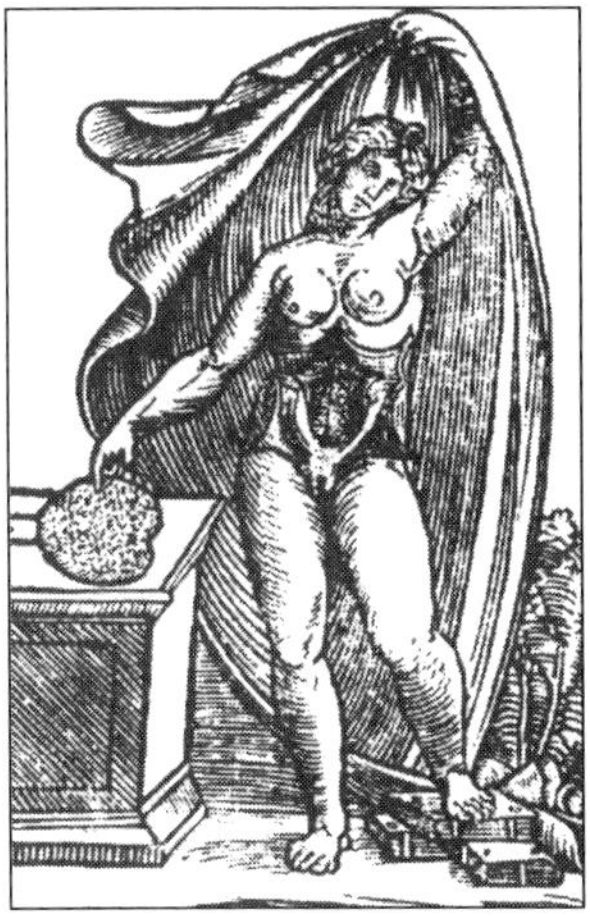

ベレンガリウス（Berengarius）による図画。ソーデイ（Jonathan Sawday）は、ラキュール（Thomas Laqueur）の次の文章を引用している…「この女性は、切開された子宮を見てくれ、と言わんばかりに、台座から歩み出ている。（中略）彼女は、視覚的な描写（解剖図）が、古典的な文章による記述に優ることを証明しているかのようだ…彼女の左足が、書物を踏みつけていることにも象徴されているように。子宮への注目を喚起する彼女の活力溢れる姿は、かつては勝手に動いていた子宮を、今や彼女が統御していることを示している。（中略）しかし、同時に、この図画では、子宮のみが解剖の対象であることから、彼女が子宮のみによって支配されていることをも暗示している…結局、子宮が女性なのだと。」

ついては安全策を取った。つまり、解剖学的な知見の変化は、新しい事実の発見ではなく、同じ事実に関する「見方の枠組み」の変化だと考えたのである。ダ・ヴィンチは、劇的なまでに詳細に解剖図を描き、「観察者との関係で観察対象の位置を描く」技法（遠近法）を作り出した。このような技法は、写実的な絵画、とくに、神の御業《みわざ》の写実が禁じられていた当時には、極めて重要だった[10]。

　今となっては、写実の対象にならない世界など想像するのは難しいが、医師は、長い間、図面をテキスト（文章）の孫引きとして位置づけ、解剖図の使用には躊躇していた[11]。しかし、ダ・ヴィンチ以外の画家も彼に

図21　1522年に描かれたもう一つの子宮

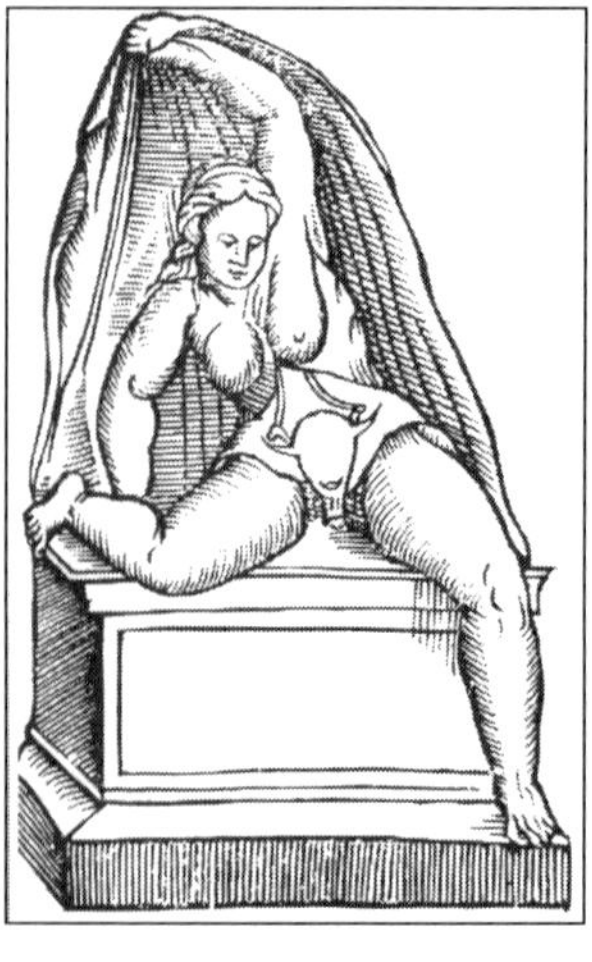

この図の女性は、図20の女性ほどには、解剖学的発見を見てほしいとは思っていないようだ。確かに、彼女は「見られる対象」ではあるが、神秘の部分の場所を表示こそすれ、そこをつまびらかにはしていない。当時、解剖図は、医学教育で用いられるだけではなく、画家が正確な描写をする参考にもされた。この図画も、画家ベレンガリウス（Berengarius）によって描かれたものであるが、1493年のケサム（Ketham）による解剖図（図22を参照）と同じく、2つの角（つの）が描かれている。この絵画の女性は、受動的ではなく能動的な女性として、また、悲しみではなく活力を有する女性として描かれている。

図22　1493年に描かれた子宮

シンガー（Charles Singer）著「A Short History of Anatomy from Greeks to Harvey（ギリシャ時代からハーヴェイに至る解剖学の短い歴史）」より

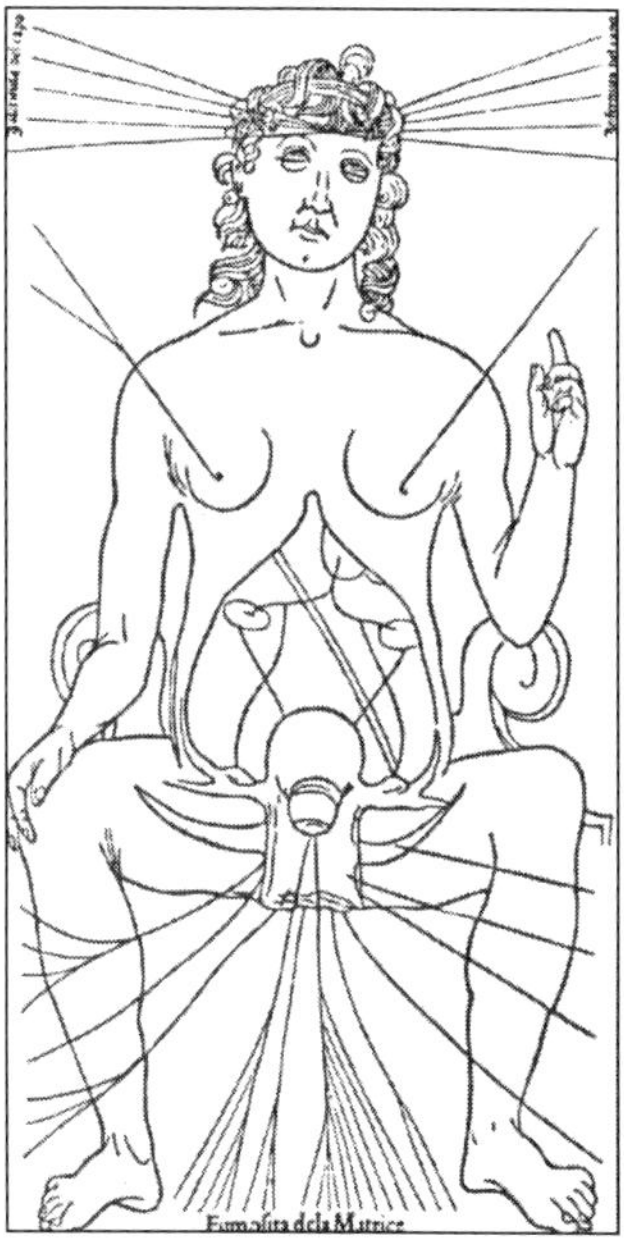

この図は、1493年のケサム（Ketham）の著作「Fasciculo di Medicina（医学選集）」（1315年のモンディーノ（Mondino）の著作「Anothomia（解剖学）」のイタリア語訳）からのものである。子宮には、2つの角《つの》が描かれている。これには正当な理由がある。ケサムが大学で教鞭を取っていた当時、解剖学の教授は、解剖される被験体から遠く離れた場所に座り、器官の位置とその見え方について書かれた書物を読み上げていた。実際に死体解剖に当たるのは助手であり、教授が読み上げた部分に相当する器官を掲げてみせた。もし、死体から取り出した器官が、書物の記述と異なる場合には、異常なケース、あるいは、病理的なケースと見なされた。つまり、書物に書いてあることが正しく、目の前の器官は例外と見なされたのだ。この図の子宮は、画家ベレンガリウス（Berengarius）がモデルとして使用したものである。この絵画では、女性の体内の違いが、主として、顔の表情（受動的か能動的か）に現れている。

追随した。たとえば、ソーデイ（Jonathan Sawday）は、１５２２年のベレンガリウス（Berengarius）の子宮図は、「解剖結果の説明としては、図面による視覚的説明の方が、テキストによる説明よりも優れている[12]」ことを示した、と述べている（図20）。しかし、この子宮図は、男性の性器に似ており、女性の子宮内部について解明された事実は、まったく反映されていない。同じくベレンガリウスの絵画に描かれた子宮（図21）も、１４９３年の作（図22）に似ており、胸部に繋がる角《つの》と管が描かれている。つまり、いずれの図面も、図面がテキストに優ることを、現在の私たちに納得させるには不十分と言える。

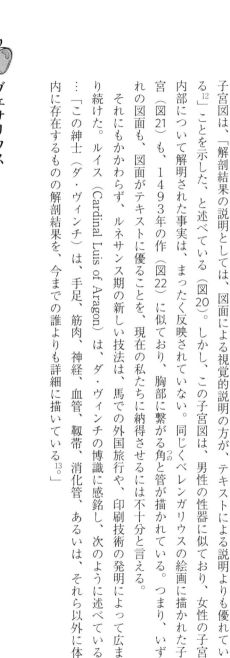

それにもかかわらず、ルネサンス期の新しい技法は、馬での外国旅行や、印刷技術の発明によって広まり続けた。ルイス（Cardinal Luis of Aragon）は、ダ・ヴィンチの博識に感銘し、次のように述べている…「この紳士（ダ・ヴィンチ）は、手足、筋肉、神経、血管、靭帯、消化管、あるいは、それら以外に体内に存在するものの解剖結果を、今までの誰よりも詳細に描いている[13]。」

ヴェサリウス

ダ・ヴィンチよりも大胆だったのが、ヴェサリウス（Andreas Vesalius）であった。彼の弟子たちは、「子宮の絞扼《こうやく》」〔訳注：圧迫されること〕によって奇妙な死を遂げ、埋葬された女性の死体を盗み出した。彼女の子宮はたいそうねじ曲がっていたので、それを報告したヴェサリウスの著作「人体の構造（De Humani Corporis Fabrica）」（第5巻）に掲載された図面のタイトルがなかったならば、その子宮はペニスと誤解されただろう（図23）。その子宮図は、外陰部と（ヴェサリウスが子宮管と呼んだ）膣を含んでいたので、男根に似ていたのだ。

偶然にも、ヴェサリウスが「人体の構造」を出版したのは、コペルニクスが「天体の回転について」を出版して世界に衝撃を与えたのと同じ1543年であった。周知のように、そのコペルニクスの著書は、宗教裁判で処刑間近のガリレオによって支持された。ソーデイによると、「〝宇宙の中心は太陽ではない〟と、上掲の「人体の構造」の冒頭部に書かれている。つまり、世界は、地球中心でもなければ、太陽中心でもなく、子宮中心だった…子宮こそ、世界の起源である[14]。」また、ソーデイは、コペルニクスとヴェサリウスについて、他の対比も行っている…「コペルニクスのマクロ宇宙論もヴェサリウスのミクロ宇宙論も、観察と計算だけではなく、美学にも依拠している。その美学は、部分的にホレイシア風の流儀と、（中略）対称と秩序に関する新プラトン主義の影響を受けている[15]。」以上を要約すると、ダ・ヴィンチもヴェサリウスも、よく観察はしたけれども、観察したことを正確に再現することはきなかったのだ。

ヴェサリウスが初めて行ったことは、講義をしながら、同時に、手術をやってみせるという教授法であった。ヴェサリウス以前に、このようなやり方で教授したと言われているのは、モンディーノ（Mondino）だけであった。モンディーノとヴェサリウスより前の聖職者は、解剖台のずっと上に置かれた脚の長い椅子に座り、学生が解剖を行い、切り出した器官を聴衆に掲げて見せている間、書物の該当箇所を朗唱した。したがって、解剖に当たる学生と、書物を手に朗唱を聞く学生の両者とも、見ている身体部位が書物のどの用語に相当するかが、よくわからなかった。また、学生は全員が交替で解剖を担当するので、両者が情

図23 ヴェサリウスが描いた子宮

サウンダースとオマリー(J. B. de C. M. Saunders and Charles D. O'Malley)著「The Works of Andreas Vesalius (ヴェサリウスの業績)」(1950年)より

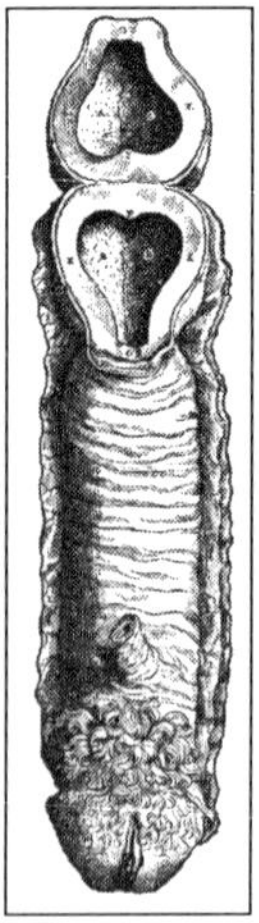

この男根に似た子宮の図は、ヴェサリウスの5番目の著作「人体の構造(De Humani Corporis Fabrica)」(1543年頃)に掲載されていたものである。この子宮は、ある修道士のセックス・パートナーであった若い女性の死体から急いで取り出されて描かれたため、正確ではないと言われている。実際、彼女の両親と修道士は、女性の死体が墓に収まっていないのに気づき、あわてふためいて、女性が誰かわからぬよう手足をばらばらにし、全身の皮膚を剥ぎ取ったのだ。

この逸話から、ヴェサリウスとその学生たちは、女性の死体を解剖したいと、喉から手が出るほど切望していたことがわかる。サウンダースとオマリー(J. B. de C. M. Saunders and Charles D. O'Malley)によると、彼らは、彼女の死体を墓から掘り出し、「急いで外陰部をナイフで円形に切り取り、骨の結合部分を切り分け、尿道を切断した後、ひと続きの膣と子宮を切開した。」

逸話の詳細は別にするとしても、ヴェサリウスのような尊敬すべき人間でさえ、「女性は、男性の逆像なり」という信念に呪縛されていたことに驚かされる。

報を共有する機会もなかった。

おそらく、ヴェサリウスが解剖したのは、わずか12例のみだったようだ。しかし、彼は、生殖器官について疑問に思っていたことに対する答えを鋭く探索した。たとえば、ある18歳の女性の叔父が、彼女の毒殺に疑いをもったとき、ヴェサリウスは、殺人ではなく、肺換気の異常が肺炎ないしは胸膜炎を引き起こしたのではないかという仮説を立てた。

その女性は、ウェストをすらりとしなやかに見せるために、コルセットで胸部を締め付けるのが習慣になっていたことから、下肋部と肺の周りの胴部圧迫が原因ではないかと判断した。彼女は、肺の病気を患っていたけれども、それでもなお、下肋部の器官に対する異常なまでの圧迫が、病気の原因と考えられた。卵巣のむくみを除けば、子宮の絞扼〔訳注：組織や血管などが圧迫される状態〕を示す症状は何もなかった。女性の助手が、部屋を立ち去ったあと、（中略）医師の立ち会いのもとで、私は、処女膜を調べるために子宮を解剖した。しかし、処女膜は完全な形態こそ残していなかったが、消失しているわけでもなかった。ほとんどの女性の死体がそうであるように、処女膜が存在していた場所にそれを見つけることは困難である。それは、あたかも、何の気なしか、あるいは、男性の介入なしに子宮の絞扼を弱めるレイズ（Rhaze）流の治療法にしたがって、女性が指で引き裂いたかのようだった[16]。

このように、ヴェサリウスは、子宮を病因と決めつけることなく、子宮の絞扼が病因だという診断を下した。しかし、他の著作では、臨床世界の現実を受け入れたかのように、「子宮が原因で起こる子宮絞扼」

という表現を使ってもいる。

ヴェサリウスが解剖した、もう一つの子宮は、処刑された女性の子宮であった。その女性は、妊娠しているのを理由に、何とか絞首刑の日を延ばそうとあがいたが、意見陳述を求められた助産婦たちが、口をそろえて彼女の要求を退けた。処刑で手足と頭を奪われ、地上に横たえられた女性の姿は、上に紹介した「人体の構造」（第5巻）所収の図24〔訳注：本書の図24ではない〕のように不朽の名作として残っている。

この図画は、子宮と膀胱の位置を、あるがままに示すという特別の目的のために描かれた。子宮膜にもまったく手が加えられていないし、他の部位にも、解剖医が、少々太り目の女性の腸を片方に寄せた以外は、まったく触れられていない[17]。

乳の分泌については、ヴェサリウスも、先達たちと同様、「妊娠すると、月経血となっていた血液が、大きな血管で胸部に運ばれ、そこで乳に変換される」と考えた。この考えは間違いではあるが、大きな影響力を持った。もはや、人体に関する神学的パラダイムは退けられ、ヴェサリウスの考え方こそ、多くの人々（Paré、Sylvius、Falloppius、Eustacius、Columbo、Harvey、Servetusら）が依拠する考え方となった。

この考え方の変化は、ルネサンス後期の解剖図にも反映されている。当時の解剖図に描かれた女性の顔は、ルネサンス初期の苦痛に満ちた表情とは異なっている。また、女性の背景には、花や庭園など魅力的な風景が丹念に描かれている。そこに描かれた女性の姿は、まさに、「神の造りしもの」であった[18]。ルネサンスの初期と後期のもう一つの違いは、「見る人（画家）」と「見られる対象（描かれる女性）」の関係にあった…絵画は、男性が女性の身体を見る、通常の見方とは異なる、もう一つの見方であった。前述のソーデイは、「ルネサンス期の解剖図に描かれた女性は、あたかも描かれることを望んでいるかのように描かれている[19]。」のちに見るように、解剖図に登場する女性の美化は、17世紀になると一層顕著になる。妊娠した女性の身体は、何層もの葉を備えた植物のように描かれており、その葉が開くと、胎盤にへその緒《お》で結ばれた胎児が現れるかのように描かれている。その女性は、内臓が除去されているのを、ものともしていないかのように描かれている。しかし、彼女の背後にある、一組の細い枝だけが生えている枯れた木の切り株は、死を象徴しているとも考えられる（図24）。

図24　スピゲリウス(Spigelius)が1622年に描いた子宮

シンガー（Charles Singer）著「A Short History of Anatomy from the Greeks to Harvey（ギリシャ時代からハーヴェイに至る解剖学の短い歴史）」より

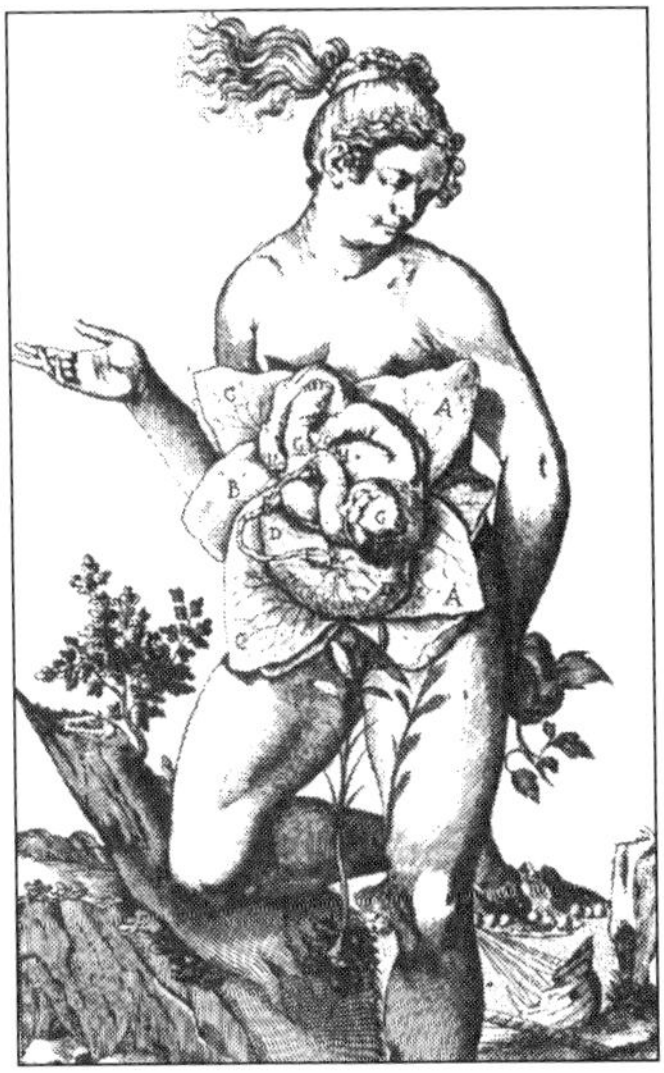

17世紀になると、子宮の解剖図にも、子宮の持ち主たる女性の描写にも、新しい写実主義的傾向を見て取れる。この図でも、へその緒が胎盤に連結されているし、胎児の姿や位置も正確に描かれている。同時に、誕生と死の関係も暗示されている…枯れた木株は死を示し、一方、その木株から芽生えた（誕生した）新しい芽は、女性の骨盤を向いている。

ルネサンス期の助産婦

レネサンス期の重要な文献をもう一つあげるとすれば、それは、レスリン（Eucharius Rösslin）による１５１３年の著作「Der Swangern Frawen und Hebammen Rosengarten（妊婦と助産婦のバラ園）」であろう。この著作は、レスリンが助産婦から得た知識の要約である。彼は、この著書を、あえて控えめに助産婦を低く評価する序文で始めている。

　私は、助産婦について語っておきたい。
　彼女たちの頭は空っぽだ。
　彼女たちのおぞましい不注意によって、
　そうとは気づかれずに、赤ん坊が死んでいく。
　それは、まさに公認の殺人だ…疑いの余地はない[20]。

この著作は、助産婦に読んでもらうためにドイツ語の日常語で書かれ、その後、ラテン語に翻訳された。その中には、画家シェーン（Erhardt Schoen）による大きな子宮の図が掲載されている。子宮の中の胎児は、すくすくと育った子どもに似ている。その図以外にも、出産中の女性を描いた有名な図画も掲載されている。その図画の妊婦は、分娩用の椅子に座し、真正面にいる助産婦に両脇を支えられている：妊婦は、靴を履いておらず、左手で椅子の底部を握りしめている：彼女の胸はむき出しで、彼女は、自分と向き合って肘掛けに座っている年配の助産婦から目線をそらしている：おそらく鎮痛剤の影響だろうか、妊婦の表情はうつろである（図15を参照）。トムズ（Herbert Thoms）の著書「Classical Contributions to Obstetrics and Gynecology（産科学と婦人科学の古典的業績）」によれば、レスリンの著作は、「産科学を、医療や外科手術とは別個に取り上げた最初の書であり、その中の図画は、分娩用の椅子、分娩室、子宮内の胎児の位置を描写した初の印刷図版を提供した。その印刷図版は、絵画的に優れており、のちの人々にも複製して使用された[21]。」

助産婦は、ルネサンス期を通じて重要な役割を果たした。助産婦の制度は、ヨーロッパのどの国でも取り入れられ、国によって若干の相違はあったが、基本的に、助産婦は自助独立していた。たとえば、スイスのバーデンでは、助産婦は、公認された存在だった[22]。また、ドイツには、助産婦の公式団体が存在した地域もあり、その始まりは、１２９８年にまでさかのぼる[23]。ドイツの他の地域では、助産婦団体のトップを、メンバーが自発的に選出した「会長」が務め、会長以外の人が会長に口出しすることは許されないという地域もあった。ショーター（Edward Shorter）によれば、「会長の下には、一群の監督官が置かれ、有給で団体に雇用されている助産婦がトラブルに巻き込まれたときには、それに対応した。助産婦になるには、定員の都合上、開業まで10年以上待たされる場合もあった。開業までは、見習いとしての給与を市によって支給された[24]。」

ヘーバーリング（Hebbamerstan Heberling）によれば、「最初の助産婦の宣誓は、１４５２年のレーゲンスブルク宣誓であった。具体的には、貧富にかかわらず、すべての妊婦の助産をすること（ただし、ユダヤ人は除く）、不法な出産をしようとする女性については、監督官の委員会の指示を求めること、泥酔しないこと、さらに、他に多額の費用を払ってくれる妊婦がいるからといって、目前の妊婦の助産を回避しないこと、などの宣誓がなされた[25]。」アーヘン（Aachen）は、以上に付け加えて、次の事項も宣誓に含まれていたと述べている…「助産婦は、すべての〝秘密裏の出産〟を報告しなければならないこと。また、1544年のヒルデンセン町の法令では、もし出産が遅れた場合、助産婦は出産の無事を祈り続けなければならないと定められていた[26]。」

このように、いかに困難な出産であろうとも、助産婦には、胎児が健康に分娩されるよう努力することが期待され、かつ要求されていた。さらに言えば、助産婦が職業上守らねばならない特殊なルールが存在していた。そのルールの中には、大学教育を受けることを禁じたルールもあった。また、農村部には、助産婦の社会的地位が低く、仕事の対価が、金銭ではなく、物品で支払われる地域もあった。助産婦は、あるコミュニティでは「必要悪」と見なされ、また、別のコミュニティでは、「必要物資」のように見なされた。いずれにせよ、助産婦は、女性から成る一つの階層を構成しており、その地位は、コミュニティの都市化の程度や、価値観の違いに応じて多様であった。

助産婦に関心を示したのは、医師や役人ばかりではなく、教会も関心を示した。初期の教会の伝統では、女性が人前で語ったり、教えたりすることは想定されていなかったし、女性が「男性になすべきことを指示する」のは許されていなかった。しかし、子どもの出産という、ことの重要性のために、助産婦は、ほんのわずかではあるが、教会から、ある種の権能を与えられてもいた。それは、死産の新生児の霊魂を守るために洗礼を授ける権能であり、1310年頃の教会会議で認められた権能であった[27]。

15～16世紀を通じて、助産婦をめぐる法律が増加した。それまでは、男性の医師は、妊婦の問題に興味を持たなかった。それには、女性の側のためらいと男性の側の困惑の両方が関係しており、その両方が相まって、よほどの外傷性の出産でもない限りは、男性の出産介助を無縁なものとした。そのような男女の態度は、上に紹介したレスリンの著作「妊婦と助産婦のバラ園」の英訳に現れている。その英語訳は、1540年に、「The Byrth of Mankynde（人間の誕生）」という新しいタイトルで出版された。訳者は、タイトル変更の理由を次のように述べている。

多くの人々にとって、原書のタイトルは、私たちの自国語（英語）に直訳した場合、女性にとっての不名誉と、女性の秘密に対するあざけりを含意してしまうのではなかろうか。男性が、直訳されたタイトルを見て、どんな気持ちになるだろうか。また、少年や若者が、英雄ロビン・フッドの物語と同じように素直な気持ちで読んでくれるだろうか[28]。

助産婦の心理とは別に、助産と医療の職業的結びつきは、急速に強くなっていった。たとえば、1554年までには、助産術に関するリュフ（Jacob Rüff）の著作「Trostbüchle（慰謝料）」がスイスで刊行されている。リュフは、同書の中で、「男性医師が蓄積してきた医学的知見を、出産にも応用すべきだ」と主張した。さらに、学歴の高い男性医師が、助産婦候補者の試験をしたり、現場で助産婦を監督する権限を持つようにもなった[29]。たとえば、その頃、英国では、ある医師がボールド（Andrew Boorde）という名のもとに、次のように主張している…「助産婦を志す者はすべて、司教の前で、賢く独立心のある誠実な女性であり、一定程度の経験を持ち、開業するに値する人物であることを宣誓し、司教の推薦を得るべきである。（中略）実際、ロンドン司教であったボナー（Edmund Bonner）以来、司教による助産婦の資格認定は、もう始まっている[30]。」

男性の参入

男性が分娩室に参入した結果、必然的に、女性（助産婦）へのニーズが低下した。そればかりか、助産婦には、妖術を使う魔女との叱責が公然となされるようになった。助産婦を罪深いとする予断によって、助産婦は、妖術や魔術をしないこと、また、死産の子に洗礼を授ける場合にも、淡水しか用いないことを宣誓させられた。ドネガン（Jane Donegan）は、次のように述べている。

教会の検査官は、教区内の助産婦に対して、司教による資格審査と資格認定を受けているかどうかを調査することになっていた。検査官は、魔法、呪文、妖術、まじないなどを使用していないかどうかを判断し、同時に、助産婦、その助手、あるいは患者に、「規則に従わない悪の行為」の兆候がないかどうか聞き耳を立てていた[31]。

こうして、徐々に、助産婦から男性助産師への変化が進行していった。しかし、多くの妊婦たちは、この変化を喜んではいなかった。彼女たちにとって、男性が分娩室に入ることが許され、しかも、ほとんどの場合、その男性の顔を見ることが許されないというシナリオは、一種の恐怖心を覚えるものだった。もっとも、男性助産師の首から上は布で囲まれており、分娩室のだれも見ることはできなかった。この「見てはならない」というルールは、男性の行為をどこまで許すかを別にすれば、何世紀にもわたって維持された。

魔女狩り

おもしろいことに、男性医師が女性（妊婦）の身体を見てはならないとする禁止条項は、女性が魔女か否かを検査するという話になると、どこかに吹き飛んでしまう。部屋を埋め尽くす見ず知らずの男性の前で、（魔女の疑いをかけられた女性を含めて）女性が裸の自分をさらけ出すのは、この上なくおぞましい経験であるはずだ。バーストー（Anne Llewellyn Barstow）は、ヨーロッパの魔女狩りについて書いた著書の中で、次のように述べている。

> 刑務官も拷問者も死刑執行人も、（中略）すべて、女性被告人に対して、サディスティックな快感をもっているかのように見える。さらに、尊敬されるべき聖職者や判事までもが、そうであるかのようだ（中略）それらの男たちは、特権的地位を利用して、有罪判決以上の何かを魔女狩りから得ようとしている。そこで行使されているのは、女性にとって抗しがたい権力である。（中略）魔女狩りでは、魔女の自白を強要することをよしとするルールがあり、そのルールが、女性に対して通常は認められないような危害であっても、それを覆い隠すのだ[32]。

さらに付け加えると、ルネサンス期に、「Malleus Maleficarum（Hammer of Witches、魔女の鉄槌）」として知られる著作が大きな影響力を持った。それは、2人の信心深い魔術の「専門家」、すなわち、のちにドイツの大審問官になるシュプレンガー（James（Jacob）Sprenger）とドミニコ会士クラマー（Henry Kramer）によって書かれた。その著作は、1483年に出版されたが、その150年後に、フランス語、オランダ語、英語、スペイン語に翻訳され、極めて大きなインパクトを持つに至った。具体的には、ヨーロッパのどの国でも、同書にしたがって、魔女の疑いをかけられた女性が、絞首刑、溺死刑、拷問、火刑の犠牲になった（図25）。このように魔女の疑いで訴追、処罰されたヨーロッパ女性の惨事は、海を渡って、新大陸にまで波及した。実際、北米でも南米でも、アメリカ原住民の治療者が、キリスト教の名の下に殺害された。また、モンター（E. William Monter）が述べているように、「英国植民地で、1650～

図25 火あぶりにされる魔女たち

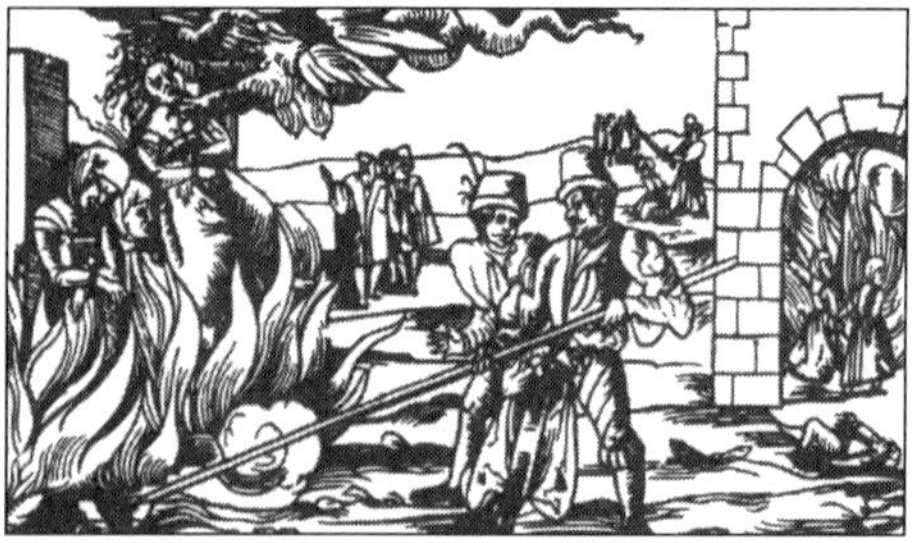

バーストー（Anne Llewellyn Barstow）は、彼女の著作「Witchcraze：A New History of the European Witch Hunts（魔女狩りの狂気：ヨーロッパにおける魔女狩りの新しい歴史）」の中で、当時のことを次のように述べている…公衆の面前で行われた拷問と処刑は、社会の中で女性に何が期待され、何が禁止されているかを、あからさまに知らしめた、と。

1710年の間に、40人の女性が魔女の疑いで処刑された…その半数は、有名な1692年のサレム魔女裁判の結果であった[33]。」

ルネサンス末期になると、子宮は、1つの室と2つの管を持つとされ、その概観は、男性の男根に似たものとされた。女性は、もはや、かつてのように、創造の誤り、あるいは、不完全な創造と見られることはなくなったが、それでもなお、女性は、その内部に巣くう謎の器官の奴隷、すなわち、子宮の奴隷と考えられていた[34]。さらに、子宮が性格に影響を与えることは、多くの人々の共通理解であった。たとえば、フランスの風刺作家であり医師でもあったラブレー（Rabelais、1494～1553年）は、次のように述べている。

腸に似た秘密の場所に存在する、ある種の動物、あるいは、男性の中にはいない生き物が女性の奇行を引き起こす。その奇行は、嫌悪感を抱かざるを得ない行為であり、異様な臭さ、貪欲さ、辛辣さ、ピリピリ感、攻撃性、激痛を伴う行為である。秘密の場所の生き物は、極端に神経過敏であり、女性の身体は、チクリチクリと刺されるかのようにのたうつ。女性の感情は張り裂けんばかりとなり、極度の混乱状態になる。そのレベルに達した女性は、もし、この世に羞恥の感覚が存在しなければ、路上を狂人のように駆け回るだろう。このような奇行を生ぜしめる生き物は、女性の体内の「あの部分」に巣くっている…それは、解剖学が教えるとおりだ[35]。

以上のような世の中であれば、「子宮性の激情」といった用語が診断結果に使われたのも、十分理解できよう。

第5章
バロック期の子宮（17世紀）

「理性の時代」の子宮

17世紀は不思議な時代である。一方で、17世紀は理性の時代と呼ばれる。しかし、他方では、魔女狩りを含む迷信や暴力が横行した時代でもあった。なぜだろうか？　その理由は、おそらく、理性的（合理的）であったのは、知識を獲得する「方法」であり、知識の「中身」ではなかった点にある。しかし、それにしても、人体や宇宙の構造は理解可能とされた17世紀においてすら、女性に関する盲信についてだけは、科学者や哲学者が不問に付したことは奇妙である。たとえば、子宮の口、すなわち、腹を空かした口という女性の欲望に関する支配的な概念も否定されなかったのだ。

生物学的にも、また、社会的にも、解剖学が運命の手綱を握っていた。シャープ（Jane Sharp）は、彼女の著作「The Compleat Midwife's Companion（完璧な助産婦介助）」の中で、次のように述べている…

「子宮は、男女双方からの提供物を受け取る場所である。つまり、子宮は、男女の（合体した）種がまかれる自然の畑であり、また、磁石と鉄が引きつけ合うように、あるいは、ろうそくに火をともすように、男女が魅了し合うことを可能にする[1]。」解剖学的な発見が既成の観念を変化させるとともに、女性をより写実的に描き、より人体に密着した概念で描写する芸術家も出現した。

以前の思想家は、女性の生殖装置を、男性の鏡像、すなわち、男性の生殖装置の逆像と考えていた。冷たい外気に触れたとき、男性の睾丸がしぼんで、体の内側に向かって移動したのが、女性の生殖器である、と考えられていたのだ。体液理論によれば、女性は体温が低く、湿っているので、生殖器が体の内部へ移動したとされた。子宮が体の内部に残った理由は、生殖器を体の外部に移動させるに十分な体温がなかったからというわけだ。実際、ヴェサリウス以前、あるいは、それより少し後になっても、女性は、男性よりも不完全で劣った存在として捉えられていた。しかし、ほんのわずかではあるが、女性の位置づけが上昇した。つまり、女性は、成長する胎児の単なる容器ではないことが認識され始めたのだ。

重要なことは、バロック期になると、女性の身体が、男性の身体の劣った模造品ではなく、独自の性質を持つ実体として再定義されたことである。この再定義は、パレ（Ambroise Paré）の著作で試みられたが、まだあいまいさを残していた（図26）。はたしてパレは、女性の身体についてどの程度の知識を持っていたのだろうか？　パレは、パリの民間医師ではあったが、彼の著作の大半は、戦場での経験、つまり、銃撃による負傷者の治療経験に基づくものであった。しかも、彼は2番目の著作で産科学に取り組んではいるものの、彼が子宮を見つめる目線には、古い解剖学のフィルターがかかっていた。つまり、彼は、女性の身体を不完全な欠陥品と見ていたのに加えて、子宮の内部に彼が見たというヘビ、ないし、他の生き物について奇妙な解釈を施している（図27）。さらに、パレは、ある女性が、2度の妊娠で20人の赤ん坊を産んだという、おそらく偽りの記述も残している。また、彼は、月経時の血液についても、冷たく湿った体質を反映する低い体温のために、余分の体液が放出されたものと解釈した[2]。この解釈によれば、血液が、女性の栄養摂取によってつくり出されたとしても、体温を上げる効果はない、ということになってしまう。かくして、月経は、機能不全の兆候、ないし、身体的不調の証拠とされた。このように、子宮が原因で、女性の身体は不安定になり、人格的にも気まぐれで

図26　パレ(Ambroise Paré)が描いた子宮

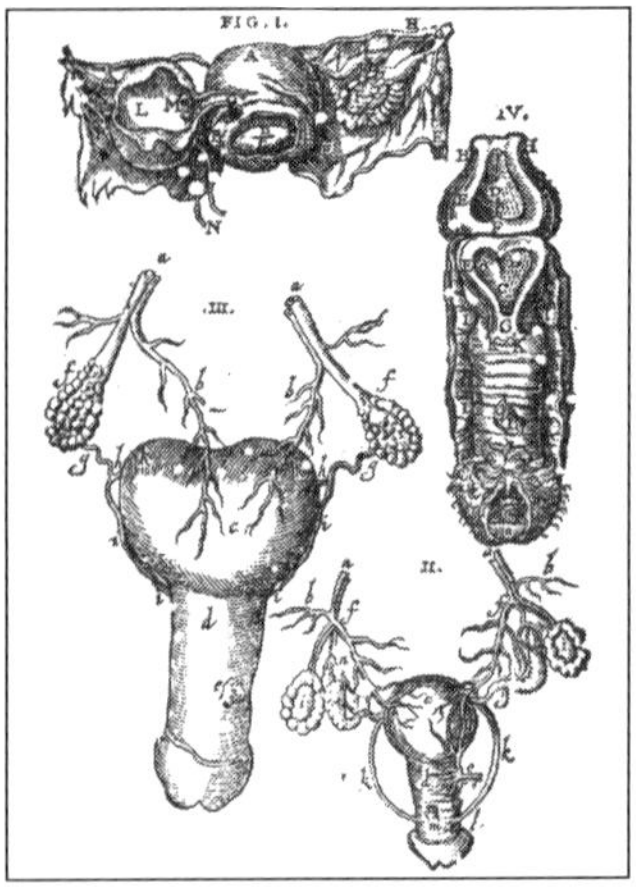

この図は、1634年、ジョンソン(Thomas Johnson)が、100年以上前に書かれたパレ(Ambroise Paré)の婦人科学の著作に基づいて描いたものである。子宮は、陰茎の膣に連なる陰嚢の逆像のようだ…しかし、「未発達で不完全な」陰嚢だが。ヴェサリウスが描いた子宮と、この図の右上の図が似ていることに注意してほしい。17世紀には、まだ体液理論の影響が強かった。したがって、修道女、寡婦、処女を苦しめる「子宮の激情」を治すには、女性を冷水の中に座らせ、過熱した子宮を冷却し、体液のバランスを回復することが試みられた。

図27 神秘であり続けた子宮

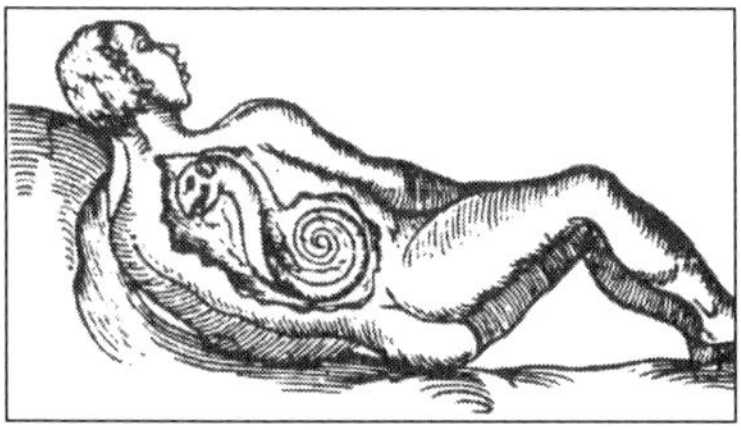

パレ(Ambroise Paré)は、16世紀の文化的ヒーローだった。彼は、1510年生まれで、外科学の研究と実践を、理髪外科医と旅芸人の手から解放した。最初、パレは、理髪外科医のもとで研究をしていたが、いつしか恩師を凌ぐようになった。治療者としての最初の試練は、戦場で、銃撃の負傷者を何とか治療しようとした時であった。それまで、銃撃の負傷を治療するには沸騰油が用いられていた。しかし、パレは、他に何も持っていなかったので、苦肉の策で軟膏を塗った。ところが、沸騰油よりも軟膏の方が効果的だったのだ。彼が、1545年に著した本は、外傷治療の古典になった。

しかし、女性と産科学に関する彼の知識は、戦場であげた功績に比べれば見劣りするものだった。「Women Who Have Given Birth to Many Children(多数の子どもを出産した女性)」という彼の著作に登場するドロシアという女性は、わずか2回の妊娠で、なんと20人もの子どもを出産したという。彼の2番目の著作は、出産と妊娠に関するものであったが、その中で、彼は、子宮の中に住む多くの奇妙な非現実的生物を目撃したと記している。図27のとぐろを巻いたヘビは、その一例である。

さらに、パレは、ヴァシリウス流の解剖学も学んでいた。ただし、解剖学的実験を行ったにもかかわらず、たとえば、「女性は男性の逆像なり」といった時代錯誤的な表現を引きずっていた。パレは、子宮は、他者の行動や感情によって興奮させられ、また、子宮が好む物事によって沈静させられると主張した。言い換えれば、子宮は、独立した人格のごときものとされたのだ。また、彼は、月経は、過剰な血液の放出(体温が低く湿った女性の身体が使用できない過剰な血液の放出)であると信じていた。

欲情的な存在になるとされた。

自然の生物でありながら、出産の機能を持ち、かつ、セックスに対する異常なまでの欲情を持つ女性…この不安定で予想しがたい女性の特徴が、魔術の使用が、なぜ男性ではなく女性に限定されたのかを説明する。しかし、多産やセクシャリティと魔術を結びつける理由は他にもある。たとえば、歴史家ウィースナー（Merry Wiesner）は、次のように述べている。

> 多くの歴史家は、魔女狩り裁判をもたらした社会的・経済的変化に注目した。16世紀のヨーロッパは、急激なインフレに突入し、同時に、農業の不作で定期的な飢饉に見舞われた。食糧不足は、広範な地域で魔女狩りを増加させ、さらに、宗教戦争による破壊が魔女狩りに拍車をかけた。（中略）同時に、男性の伴侶を失った女性が増加し、彼女たちは、隣人から奇異の目で見られた[3]。

多産、セクシャリティ、魔術が、異常なまでに注目された理由について、カールセン（Carol Karlsen）は、次のように説明した… そのような注目は、女性、とりわけ、未婚女性と寡婦が、私的財産と不動産を手にして獲得した経済力に対して、社会が対応していく一つの方策であった[4]。

魔女狩りの横行

最初の大規模な魔女狩りは、１４２７年、スイスで行われた。その影響は、「Malleus Maleficarum魔女の鉄槌」（●頁を参照）が広く読まれるようになるまでは、地域的に限定されていた[5]。しかし、印刷技術の普及に伴い、魔女を見つけ出す体系的かつ包括的な方法を記した同書は、適切な検査方法、裁判手続き、処分方法をヨーロッパ中に広めた。同書によれば、魔女による危険は、多数の人々を巻き込む。具体的には、魔女は男性をそそのかし、妻から遠ざける：農業の不作をもたらす：そして、最も重要な危険として、男性を性的不能にし、生殖機能を奪い去る。このように、魔女は、まさに反宗教的な存在とされた。ヨーロッパのほとんどの国が、魔女ないし魔女狩りにとりつかれるようになった。その結果として、助産婦は、独特の疑惑の対象となった。

言語学的に、マトリックス（子宮uterusを指す）という言葉は「マザー（母親）」を意味している。子宮は、「神の小さな創造物が形成される容器であり、（中略）最も必要かつ重要な器官であり、（中略）そこには女性の本質が宿る[6]。」そして、助産婦は、不可避的に、新生児と最初にまみえ、新生児に最初に触れる社会のメンバーである。そのため、もし新生児が奇形であれば、助産婦には、その原因を特定することが求められる…「その原因は、神の御業なのだろうか？病気が旧約聖書に登場する疫病の場合には、それは、しばしば神が命じた罰である。あるいは、魔女の仕業なのだろうか？」これらの疑問に自信をもって答えられるのは、助産婦だけである。さらに、助産婦には、すべての出産について、父親の名前を記録することが求められていた…未婚の女性の場合には、父親の名前を残すかどうかの判断は、助産婦に委ねられていた。もし、妊婦が男性の名前を覚えていないか、性行為自体を覚えていない場合には、悪魔の仕業とされたのは、想像に難くない。このような誕生したばかりの新生児と助産婦との密接な関係、あるいは、誕生したばかりの精神と助産婦との密接な関係は、魔女狩りの拡大とともに、助産婦を危険な位置に置くことになる。

科学的思考の勃興

一人の医師が意を決して立ち上がり、科学的手法で、魔術の「証拠」に異を唱えた。その医師ジョーダン（Edward Jorden）は、「子宮が、健康も含めて女性の存在そのものを説明すると考えれば、女性の異常を示す恐ろしい兆候は、あくまでも身体的な現象であり、魔術のような超自然的現象ではありえない」と述べた。さらに、彼は、１６０３年の著作で次のように述べている。

> 女性は、その受動的な条件のために、男性よりも多種多様な病気にかかりやすい。とくに、私たちが問題にしている病気の原因となる子宮は、受動的な条件の最たるものであろう。と言うのも、子宮は、体内の他の器官よりも多様な室を持っており、したがって、それらの室を通じて他の器官から多くの必要物を供給されている。その結果として、子宮が、他の器官よりも何らかの疾患に陥る危険性が大きくなる[7]。

ジョーダンは、子宮が病気を引き起こすのに2つのルート、すなわち、毒性物質の伝達によるルート、および、子宮と他器官の押し合いによるルートがあると考えていた。このような発想自体は、何も新しくないし、先達たちが何世紀にもわたって主張してきた汚染（前者のルート）と遊走（後者のルート）と何も変わらない。彼の論述のポイントは、それまで魔術のせいだとされていた症候が、本当は、古代から「母体の窒息死」と呼ばれてきた症候（身体的な症候）に他ならないことを指摘した点にある。彼は、自らが手がけた事例について書いた論文「母体の窒息死と呼ばれる症候に関する短文」（ロンドン医学大学の学長と名誉教授に捧げられた論文）の中で次のように述べている…「従来、悪魔のせいだとされてきた、さまざまな身体の異常行為や情緒的異常は、身体の自然的現象であり、身体的病気の随伴物である。」

当時行われた有名な裁判の中で、メアリー・グローヴァーという14歳の少女は、「隣人のエリザベス・ジャクソンが、自分を呪い、不幸を祈祷したせいで、発作、激痛、痙攣、〝悪性の突風〟の犠牲になった」と主張した。しかし、ジョーダンは、この主張に次のように反論した…「メアリー・グローヴァーの悲惨な病状は、おそらく、質量ともに不適切なレベルに達した血液ないし種が原因であろう。」ジョーダンは、ヒポクラテス流のドグマを根拠にした。すなわち、「少女が大人の女性に変身するのは、驚くほど速い」というドグマを根拠にした。さらに、ジョーダンは、「女性には2種類の体液が欠如しているために、多くの異常な情緒を呈する」とまで述べている[8]。メアリーは、初めて発作を経験した時点では、まだ初潮を迎えていなかった。しかし、ジョーダンは、「母体の窒息死」の定義を、「精神的混乱」を含むまでに拡張して、論陣を張った。その結果、エリザベス・ジャクソンは、投獄され、さらし台の刑に処せられた[9]。

解剖シアター

17世紀に描かれた子宮や女性の解剖図は、体内の諸器官について、より正確な理解が深まったことを示している。さらに、身体を公然と展示することについても、世間に受容されるようになった。それを如実に表しているのが、「解剖シアター」とでも言うべき派手な劇場の登場であった。そこには、一般の見物人に加えて、人体を研究する医師や画家もが集まった（図28）。シアターの舞台には、女性の死体が、生きているかのような姿で引っ張り出され、体内の器官が露呈された…場合によっては、腹壁を開き、生殖器官が提示されることもあった。スピゲリウス（Spigelius）の絵画は、生殖の秘密に迫る優美な女性の身体を描いており、それは美の極致とさえ言える（肩から手にかけては筋肉質では

図28 ライデンにあった解剖シアター

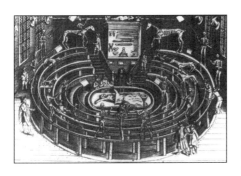

「解剖シアター」は、人々に人生のはかなさを思い知らせた。それは、一種の娯楽でもあったが、解剖によって、死亡の多様な原因が明示された。科学が進歩した結果、病気の神秘的説明を脱し、リアルな説明へと移行するにつれて、世界観も大きく変化した。シアターの各所に配置されている人間や動物の骨格には、小さな旗が付されており、その旗には、道徳と人生のはかなさについての忠告や警句が記されている。

あるが）（図24を参照）。シアターでは、その優美な身体の内部がさらけ出されたのだ。

男性の解剖医は女性の死体を相手にしていた一方、助産婦は、生きた女性を相手にしていた。しかし、この両者の違いは、間もなく、なくなってしまう。当然のことながら、解剖を目の当たりにすればするほど、子宮が、骨盤腔〔訳注：骨盤で囲まれた、骨盤内臓器が収まる空間〕の上部にないことは、もはや疑いようがなくなった。「驚くなかれ、子宮は静止している」というわけだ。多くの検死を手がけたウィリス（Thomas Willis）は、すべての女性の子宮は、骨盤内部に、横隔膜の下部にあることを発見した。

しかし、このような発見にもかかわらず、子宮が（本当は無縁な）他の器官の医学的問題の原因であるという考えを捨てきれない医師もいた。実際、17世紀を通じて、ウィリスが発見した事実の証拠が蓄積される中でさえ、ヒステリーの原因を子宮に求める少数の医師が残存したのだ。これら少数派の医師は「おそらく、心身の不均衡に陥っているのだ〔訳注：眼で見た事実と、心の中での思い込みの間の不均衡〕」と、当時最も著名な外科医であったシデナム（Thomas Sydenham）は、その著「Of the Small-Pox and Hysteric Diseases（天然痘とヒステリー疾患）」の中で批判している[10]。しかし、その批判にもかかわらず、彼の同僚たちは、「遊走する子宮」モデルに固執した…彼らにとっては、新しい理論枠組みは、古いモデルと矛盾しない場合にのみ正しいのだ。

実際、17世紀には、ヒステリー性の病気が蔓延した。シデナムは、ヒステリーに悩まされない女性はほとんどいないという確信を持っていたが、後には、男性もまた、ヒステリーになることを見出した…こうして、彼は、彼の病因論を修正し、ヒステリーを「disordered animal spitits（動物の精神に共通する混乱状態)」と再定義した[11]。しかし、男性のヒステリーがあるにしても、やはり、ヒステリーの痛々しい犠牲になるのは大方女性であり、ご多分に漏れず、それは子宮の悪行のせいだとされた。具体的には、未婚の女性は、「ヒステリー性激情、子宮窒息、ニンフォマニア、ヒステロマニア等々」に見舞われるとされた。また。修道女は、「処女病」に、寡婦は、文字通り、「寡婦メランコリー」に見舞われるとされた。さらに、「恋愛病」と呼ばれる新しい病気も登場し、禁欲的で憂鬱な女性が、その犠牲になるとされた。「妄想」も「病的な状態と見なされ、それは、精神的抑圧、心気症、ヒステリー、それ以外の神経異常によって引き起こされるとされた[12]。」もう一つ付け加えるならば、「当時のオランダ絵画のすべては、子宮の猛威、ないし、〝母体の窒息死〟を描いている[13]。」

病室絵画

ディクソン(Laurinda Dixon)は、恋愛病を描いた「病室絵画」を分析している。彼女の見解によれば、フランドル絵画〔訳注:15世紀に主にフランドルおよびフランス北部に発達した絵画様式〕に描かれた恋愛病の中流女性は、本当の病気ではなく、文化的な症状であった〔訳注:激しい恋煩いのようなものか?〕(図29)。つまり、彼女の見るところ、恋愛病とされている着飾った貴婦人たちは、本当の病気と呼ぶには、少々健康的すぎたのである。貴婦人たちは、恋しい男性のとりこになると、無我夢中になるあまり、通常の能力を発揮できなくなるという「当たり前のこと」を実践しているにすぎない。このような事情から、初期の頃には、妊婦の中には、恋人がなかなか結婚してくれないので、つわりや落胆で失神する女性もいるという「仮説」もささやかれた。ディクソンは、病室絵画には3つの特徴が共通していると指摘している。第1の特徴として、通常、絵画の背景部分には、欲情をそそる美青年の像や絵を使ったエロティックなメッセージが込められていた。第2の特徴として、通常、魅力的な若い医師が、胸をあからさまにした女性を、上からのぞき込む様子が描かれていた。第3の特徴として、通常、絵画の背景部分には、年老いた女性が、紐《ひも》状

図29　17世紀オランダの病室

スティーン（Jan Steen、1626-1679年）作「The Doctor's Visit（医師の来訪）」

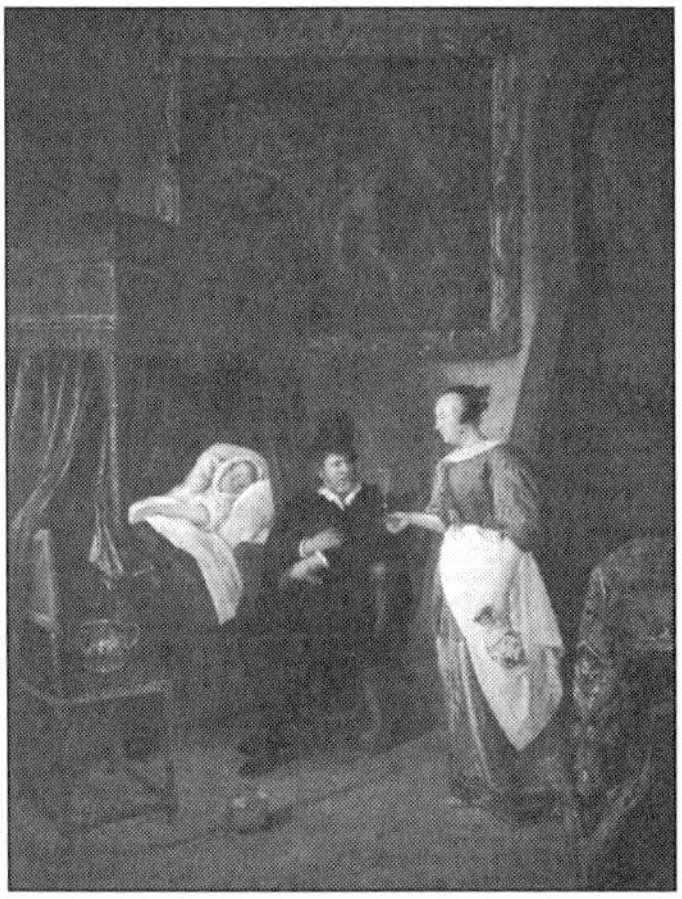

風俗画のジャンルの違いを超えて、17世紀の女性の子宮や、「子宮の激情」のような病的不全が注目を集めた。この絵画は、スティーン（Jan Steen）によって描かれた「医師の来訪」と題する作品であり、病気の少女は、子宮の不調に苦しんでいる。この絵画の一つの解釈として、少女のベッドの上に配置されたエロティックな絵は、少女の病気が何であるかを知る手がかりを与えている。ベッドの足元に置かれたポットの一つには、燃える紐状の物質を見ることができる。これは、いわば古代の遺産であり、香りのよい煙が子宮を本来の場所に誘導すると信じられていた名残りである。

図30 帝王切開の現場

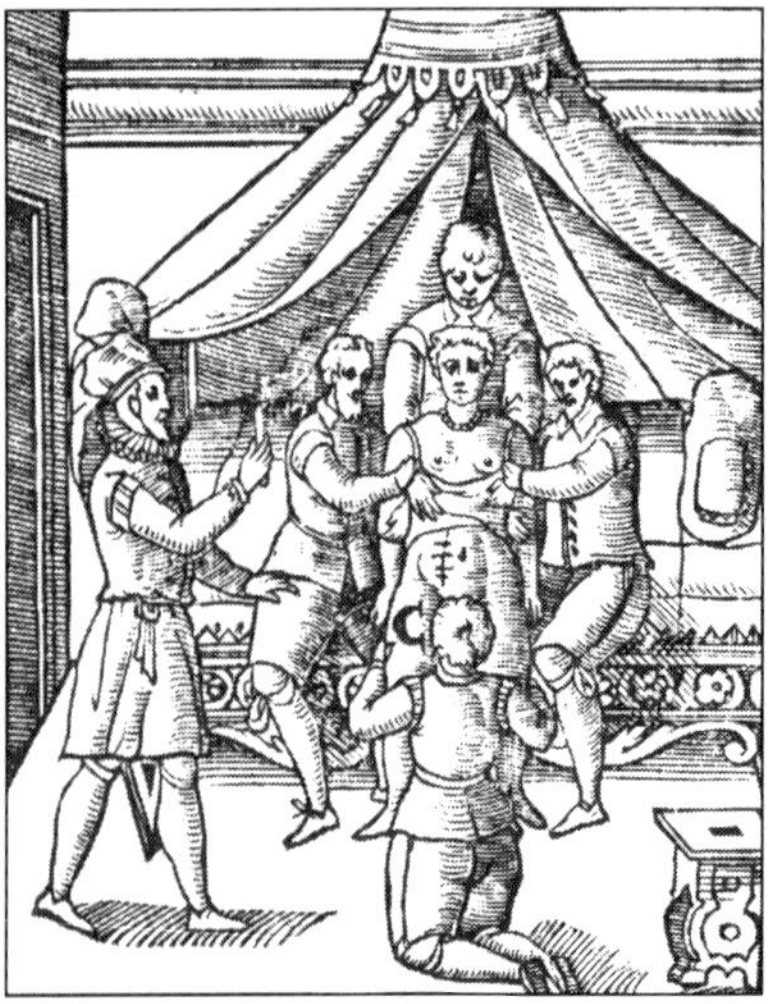

メルクーリオ(Scipione Mercurio、1540-1616年)は、神学の教育を受けたが、後には、修道院を去り、医学の道に進んだ。彼は、多くの妊婦に対して帝王切開を実施した。彼の著作「La Commare Oriccoglitrice」は、正常な出産、異常の兆候、母子のアフターケアを取り上げている。彼は、帝王切開をイタリアに紹介したと言われている。メルクーリオ自身は、すべての外科医が帝王切開をできるとは限らないと述べた上で、2つの方法を使い分けるよう推奨している…その一つが図30に描かれた方法である。「患者の身体が十分介助されている場合、医師は、患者の位置を選ぶことができる…患者が屈強で勇気があるか、あるいは、患者が脆弱で恐怖心を覚えているか、その判断によって患者の位置が変わってくる。もし屈強な患者の場合には、患者を支えて、ベッドの縁に座らせる…」。その場合、6人の補助者が必要となる…3人は患者を支え、3人は医師を補助する。上述の著作で、切開する場所と切開方法を述べた部分で、彼は自分自身を「ミスター・ゴッド」と自称している。

の物質を燃やしている絵が描かれていた。この紐状の物質を燃やすと、子宮を、現在、子宮が攻撃している場所から、胎盤内の本来の場所に追い返すことができると考えられていた。これは、古代エジプトの治療法を思い出させる[14]。

17世紀を通じて、妊婦の治療は、ほとんど助産婦によって行われていたが、場合によっては、男性医師が必要とされることもあった…足位回転、逆子、胎盤圧縮による難産など、例外的な医学的治療を必要とする困難な場合である。しかし、女性の治療者と男性医師の間には、ある種の関係（時として否応なしの関係）が存在した。たとえば、ヴェニスで出版された助産マニュアル「La Commare Oriccoglitrice」には、次のような一節がある（図30）…「もし妊婦が、助産婦の医療ミスによって苦しんでいるならば…」。この一節には、女性治療者と男性医師の間に、一定程度の不信感があったことを示唆している[15]。助産婦は、優しさ、忍耐、妊婦との経験共有こそが、自らの美徳であると信じていた。他方、男性医師は、助産婦を軽蔑して、効率的でタイムリーな医療こそ重要であると信じていた。しかし、ほとんどの男性医師は出産に立ち会ったことがないのだから、彼らの助産婦軽蔑は、彼ら自身の経験不足に起因していた。男性医師は、歴史的に分娩室から排除されてきたのだから、何が「正常な出産」を見極めるポイントなのかも知るよしがなかった。しかし、言うまでもなく、男性外科医の自己認識はまったく異なっていた。たとえば、帝王切開をイタリアに紹介したと言われている外科医メルクーリオ（Scipione Mercurio、１５４０～１６１６年）は、自らのことを「ミスター・ゴッド」と自称していたことで知られている[16]。

鉗子の発明

帝王切開は、17世紀の医師が出産に導入した新しいテクニックの一つであった。他の新しいテクニックは鉗子《かんし》分娩であろう。理髪外科医チェンバレン（Peter Chamberlen the Elder）は、鉗子を発明したと言われるユグノー家に所属していた[17]。彼は、弟と協力して、イングランド地方の助産婦組合（定常的に活動する職能団体）を設立したいと願うとともに、解剖と鉗子の使用法に関する公認マニュアルを提供しようとした。その嘆願を受けた当時の王ジェームズ1世は、医師養成大学に諮問したが、結局、嘆願は拒否されてしまった。そこで、チェンバレンの息子（Peter Chamberlen III）は、再び医師養成大学にアプローチしたが、またもや拒否されてしまった。

しかし、皮肉なことに、助産婦自身はどうだったかというと、彼女たちは、時に応じてチェンバレンらの指導を求めたし、また、鉗子についても知ってはいたが、組合をつくること自体は欲していなかった。彼女たちは、組合をつくることにメリットを感じていなかったのだ。実際、彼女たちは、正常な出産について豊富な経験を有していたから、自分たちこそ、最高の教師なのだという自負を持っていた。彼女たちは、熟練した先輩の仕事ぶりや個々の行動から実地に学習することこそ必要であり、鉗子のような道具は使おうとも思っていなかった[18]。ドネガン（Jane Donegan）によれば、助産婦たちは、解剖学を指導しようというチェンバレンらの申し出も断った。その理由は、「イングランドの法律では、重罪犯人に限って解剖切開が認められているのであって、自分たちが相手にしている通常の妊婦には認められていない」というものであった。ドネガンは、さらに次のように述べている…「チェンバレン家は、鉗子のデザインを家族の極秘事項としていた。（中略）長時間かかる困難な分娩にだけ使用できると標榜していた。（中略）チェンバレン家の一人（Hugh Chamberlen, Junior）は、跡継ぎに恵まれなかったので、１７２８年に死亡する前に、極秘の鉗子デザインを公にした[19]。

多くの発明がそうであるように、鉗子の発明についても諸説がある。たとえば、チェンバレンらとはまった

図31　Giffardの鉗子

トムズ（Herbert Thoms, M. D.）著「Classical Contributions to Obstetrics and Gynecology（産科学と婦人科学への古典的貢献）」（1935年）より

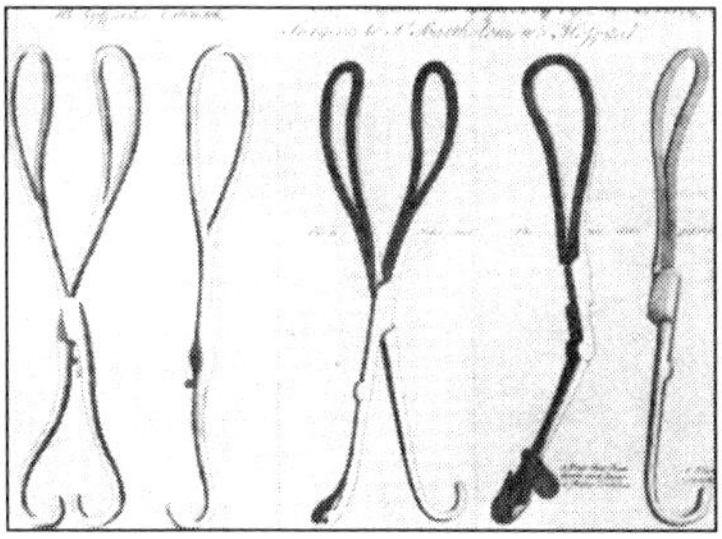

分娩用の鉗子を初めて使用したのは、チェンバレン家の人たちであるというのが通説にはなっているが、時をほぼ同じくして、ギファード（William Giffard）、スメリー（William Smellie）、レヴァレト（Andre Levret）もまた鉗子を使っていたことが知られている。男性助産師ギファードは、自らの患者の記録を残しており、とくに、異常出産の兆候があった225人の分娩について記録を残している。彼の大著「Cases in Midwifery（助産の事例）」は、彼の死後、1734年に出版された。ギファードのもう一つの貢献は、胎盤が子宮から分離するのが早すぎるときに用いるテクニックを開発したことであった。パートリッジ（H. G. Partridge）は、「ギファードは、愛他的な誇るべき医師であり、英国に鉗子を普及させた功績は誰も否定できない」と述べている。

く別に、すでにスメリーとギファード（Smellie and Giffard）が、鉗子の使用について記述している。しかし、異論の余地がないことは、鉗子の使用によって、18世紀以降、子宮をどのようにコントロールするかが大きく変化したことだ。鉗子の技術は、出産を短時間で完了するという女性の願望に応えたのであり、それは男性医師の勝利を意味した…少なくとも、短時間の出産を可能にする技術を持っていることは、男性医師の追い風となった。何はともあれ、とりわけ中流以上の女性は、鉗子の使用を希望するようになり、また、夫たちも、この医療のハイテクに出費することを厭わなかった（図31）。

こうして、18世紀初頭には、鉗子の技術が、子宮に対する男性医師のコントロールを大きくした。興味深いことに、鉗子の技術によって、子宮が胎盤の中にじっとしていることが自明となり、それに伴って、ヒステリーの源泉は脳へと上方移動し、ヒステリーは、子宮的現象から心理学的現象へと変化した。

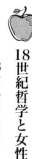

第6章 啓蒙期の子宮（18世紀）

18世紀哲学と女性

18世紀、顕微鏡、発生学、解剖が、液体理論に致命的な打撃を与えた。また、ヴォルテール、カント、ルソー、ディドロ、モンテスキューらの哲学者は、合理性への関心と、その医学と社会問題に対する応用に火をつけた。ブレイス（Richard M. Brace）が、その著作「近代世界の成立（The Making of the Modern World）」の中で述べているように、「物理的世界の研究が法則性の探究であるならば、（中略）理性の力によって、同じ方法を社会の研究に適用しても成功するはずであり、こう考えるのは極めて論理的である[1]。」そして、宇宙の秘密を解明するのと同じ方法で、女性を研究できるとすれば、自然の中での女性の位置づけも明らかになるはずだった。

しかし、この合理性に対する新しい信頼は、女性の身体的・精神的劣位を支持する（女性に関する）定義を強化し、女性に対するステレオタイプを強化するだけだった。たとえば、ヴォルテールは、「女性は、生理学的に男性よりも弱い」と考えていた[2]。その根拠は、月経が女性を弱体化するし、もし月経を抑え込めば、病気を引き起こすことにあった。カントは、人類学をかじっただけで、女性は男性よりも分析が難しいこと、また、女性の弱さは、男性を操作する原動力でもあることを主張した…周知の通り、カントは、女性の分析に大した問題を抱えることはなかったが。当然、女性も理性的な存在であるが、その理性は、男性よりも、具体性に縛られており、抽象度の面で劣っているとされた[3]。また、器量のよい女性は、理性が欠けているともされた。モンテスキューは、「美しい女性には理性を見出せない」と述べている[4]。ルソーは、人権の偉大な守護神であるにもかかわらず、女性は男性を喜ばす存在であり、その逆の関係を見出すことはできない、と述べている。ルソーの「エミール」から引用してみよう。

女性は、男性を喜ばすための存在である。もし男性が、お返しに女性を喜ばすことがあっても、それは直接的な必要性に基づくのではない(中略)もし、女性が男性を喜ばし、男性に服従するためには、女性は男性を激怒させるのではなく、男性に共感しなければならない。服従と共感こそ、女性の力の源泉なのだ[5]。

以上の引用から明らかなように、18世紀の自然に関する法則は、女性に対して決して啓蒙的とは言えなかった。ルソーは、さらに続けて、女性にふさわしい行動として、物静かで、つつましやかで、男性に追従することをあげている。

才気だった女性というのは、夫、子ども、友人、奉公人、つまり、すべての人たちにとって頭痛の種である。（中略）彼女が真に能力ある人物であれば、その能力を表に出すことは品性を貶めるだけである。彼女の名誉は、他者に知られざること、彼女の賞賛は、夫に対する世間の尊敬を集めること、彼女の喜びは、彼女の家族の喜びの中にあること[6]。

エロティックな意味でのセックスは、女性の性質を規定するが、男性の性質は規定しない。これは、自然の摂理であるとされた。モンテスキューは、次のように述べている…女性は、飽くなき性欲に突き動かされるので、男性は、自らを守るために自らの行動をコントロールする方法を見出さねばならなくなる。

本格的な解剖学

このような思想的退行の中にあって、啓蒙期には「人体劇場」の幕が切って落とされた。つまり、人体の全体や部分が、研究のために、あるいは教育のために使用されるようになったのだ。教会でさえ、かつて解剖を禁止していたことを否定するようになった…1，300頭の雄牛を漫然と眺めるよりも、1頭の雄牛の手足を切断し、骨を煮た方が、雄牛をよく理解できるというわけだ。言いかえれば、生物学的な知識を得ること、これに教会は没頭していった。はては、亡くなった聖職者の身体が、解剖のために教会に寄付されるようになった。ひと昔前には軽蔑されていた検死が、今や当たり前のこと。処刑された人が解剖されるのは名誉なことになった。それは、人体の内部と外界世界がどう繋がっているかを探る冒険に貢献することと見なされた。オランダのライデンでは、ブールハーフェとアルビノス（Hermann Boerhaave and Siegfried Albinus）が解剖標本を収集し、フローニンゲンにミュージアムをつくった。ブールハーフェは、当時（啓蒙期）の医師のあり方について、次のように述べている。

> 医師は、解剖された人体から静かに学ぶべきである。（中略）人体の構造はどのようになっているのか。血液の知識をも援用しなければならない。解剖学、化学、流体力学、そして顕微鏡も使って、人体の生命を探索するのだ。（中略）医師は、患者の身体を開き、体内を診る。（中略）過去に遭遇した症例、治療経験を総動員する。（中略）こうして、ようやく個々の患者の病歴と治療法が分かる[7]。

動物解剖は、人体解剖の代理というよりも、解剖や検査のやり方の練習台であった。人体に対する関心と、関心を持つことの必要性が高まるにつれて、医学校と墓泥棒の間に特殊な関係が結ばれたのは、避けられないことだった。高名な教授が新鮮な死体を金で買うようになり、同時に、死体密売とも呼ぶべき新しい種類の犯罪が生まれた。大衆の面前での解剖は、家族の娯楽にも供された。それは、フランスのギロチン刑や、米国のＨＢＯが放送する番組「Autopsy（死体解剖）」を楽しむのと同じだった（図32）〔訳注：ＨＢＯは米国のケーブル・テレビ局〕。当時、ライデン大学の医学教育の目標は、「書物ではなく、自らの経験によって、学生に人体解剖を学ばせる」ことだった[8]。

医学教育のための大学は、一躍、ヨーロッパ中に広まった。それらの大学は、仮説を検証するために新しく数学を導入したり、化学や物理学を教育カリキュラムに加えたりした。放血は、一応、治療法の一つとして残存はしたが、もはや、そのような理髪外科医的な技法とヨーロッパ文化の蜜月時代は過去のものとなった。

図32 18世紀の死体解剖

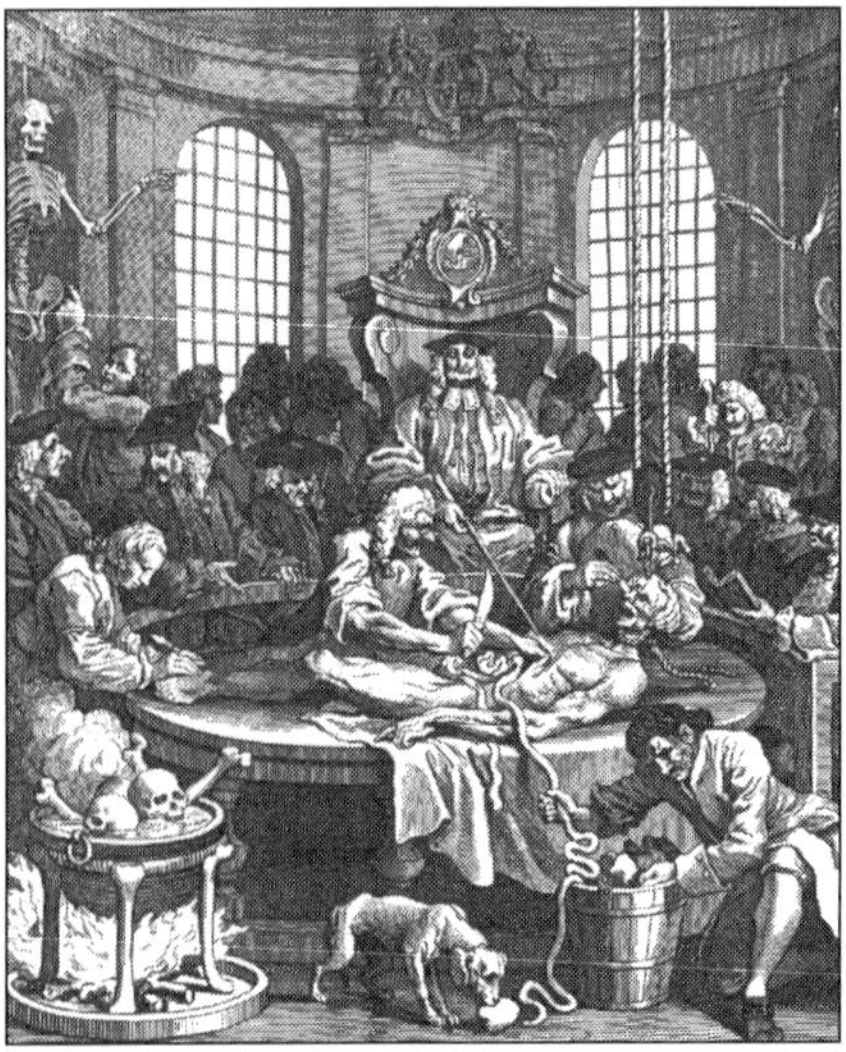

18世紀には、解剖学の進歩によって、人体についての知識が増大した。病理学的変異と、その根底にある構造的変異との関係が「見える」ようになった。これらの発見は、熱狂的な共感を巻き起こした。死体解剖は、法的営みであるとともに、大衆娯楽的な営みでもあった。現在の私たちがコンサートやサーカスに行くのと同じように、だれでも死体解剖に関する講義を聴きに行くことができた。解剖される死体は、おおかた犯罪者の死体であった。実際、1752年に英国で発布された殺人令は、殺人の刑罰を、単なる死刑よりも恐ろしいものにする目的でつくられた。その法令では、埋葬が禁じられたのに加えて、犯罪者には、自らの処刑に先立って、何度も何度も他の犯罪者の切開された身体を見せつけることになっていた。しかし、処刑された人のほとんどが男性だったので、子宮に関する科学的知見は限られていた。

また、啓蒙期には、解剖に関する重要な研究が始まった。すなわち、1762年、モルガーニ（Givanni Battista Morgagni）が、主著「解剖によって明らかにされた疾病の位置および原因」を書いた。モルガーニは、自らの患者を熟知すべく、存命中の疾病の推移を詳しく観察した。その上で、解剖台の上の患者に出会ったときには、彼が記憶している症候と生体組織の変異の関係を調べた。（話はそれるが、彼を一般の人々の間で有名にしたのは、彼が、アカガエル、ヒキガエル、トカゲの糞を治療に使わないようにと

図33　18世紀に描かれた子宮

トムス（Herbert Thoms）「Classical Contributions to Obstetrics and Gynecology（産科学と婦人科学への古典的貢献）」（1935年）より

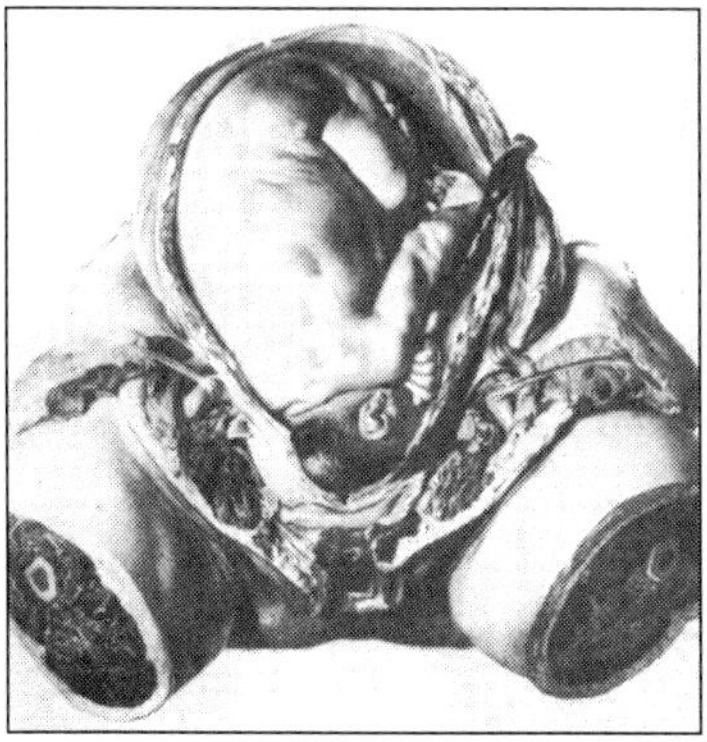

1751年、スコットランドの外科医ハンター（William Hunter）は、受胎後7～9ヶ月の子宮組織について解説する機会を得た。ハンター自身が書いているように、妊娠状態にある子宮は、当時の解剖医にとって貴重なものだった…「最も興味をそそられる部分、すなわち、妊婦の子宮は、興味の大きさに比例するくらいに首尾よく解剖されたことがなかった（上述のハンターの著作から引用）。」ハンターは、この器官（子宮）を丹念に調べ、論文掲載用に、10枚の綿密な銅版彫刻を作らせている。その銅版彫刻は、あたかも、現在、新しいコンピューターを展示する時のように、惜しみない情熱を注いで準備された。

の警告をしたことであった。）

ジョーダノヴァ（Ludmilla Jordanova）〔訳注：英国を代表するフェミニスト科学史家〕が信じるところによると、図像に表現された誠実さこそ、啓蒙期の本質的要素であった。彼女は、論文「Medicine and the Genres of Display（医学と図像のジャンル）」の中で、「人々の思い込みに反して、新しい医学的知見が浸透するか否かには、画家、彫刻家、印刷業者らのすべてが、極めて重要な役割を果たした」と書いている。その一例が、1774年にハンター（William Hunter）が出版した著書「Anatomy of the Gravid Uterus（受胎した子宮の解剖学）」である（図33）。その著書の中で彼が使用した標本図は、彼の発見を大衆と共有する重要な手段であった。その標本図には、不幸にも健康を害した社会のメンバーに対する彼の思いやり（誠実さ）がにじみ出ていた。

顕微鏡

この時代、男性の種と女性の種（卵子）をめぐって、激論が交わされた。初期の顕微鏡を開発したレーヴェンフック（Antony van Leeuwenhoek）は、精液の中に微少な男を発見したと書いている…その微少な男を、彼は、「顕微鏡的微小動物」と呼んだ。彼の理論は、「精液主義」と呼ばれ、前成説（preformationism）に基づいていた。彼は、「精液の中には、非常に小さいけれども、まったく新しい個人が存在する」ことを主張した。同じ顕微鏡を使用していても、レーヴェンフックに反論したのが、ベーア（Karl von Baer）である。ベーアは、頭蓋骨を測定したことでよく知られる人類学者である。彼は、レーヴェンフックの前成説に対して、後成説を唱えた。前成説が、生物体の各部分は始めから卵子に内蔵されていると主張するのに対して、後成説は、生物体の各部分は後から段階的に分化していくと主張する。ベーアは、「雄と雌の性交を端緒とするすべての動物は、一個の卵子が分化して成長するのであって、月経血のような特殊な液体（形成液）から動物が生成されるのではない」と論じた[10]。レーヴェンフックとベーアの論争が行われていた頃、イタリアで、スパランツァーニ（Lazzaro Spallanzani）が、自然発生説（生物が生きていないものから作られるという仮説）は不可能だと主張した。スパランツァーニは、新しい科学の成果を活用して、犬の子宮に人工授精し、妊娠には精液が不可欠であることを証明した。

社会改革と女性

このような科学的進歩と平行して、人口が増加した。しかし、人口増加を潜在的に有害なものと見なす改革者もいた。とくに、否応なしに密集して労働、生活しなければならない都市部では、人口増加が有害だと考えられた。１７９８年、マルサス（Thomas Robert Malthus）が、著作「人口の原理に関する一論」を出版し、性的欲求の自制と避妊の必要性を訴えた[11]。これに対しては、マルサスの提言は晩婚化を勧めているに過ぎないという批判もあったが、この批判に対する一つの結論は、19世紀になって、ベンサム（Jeremy Bentham）が、膣外射精に優る方法として推奨した、スポンジ（海綿）による避妊であった[12]。

図34 コルセットと女性の身体

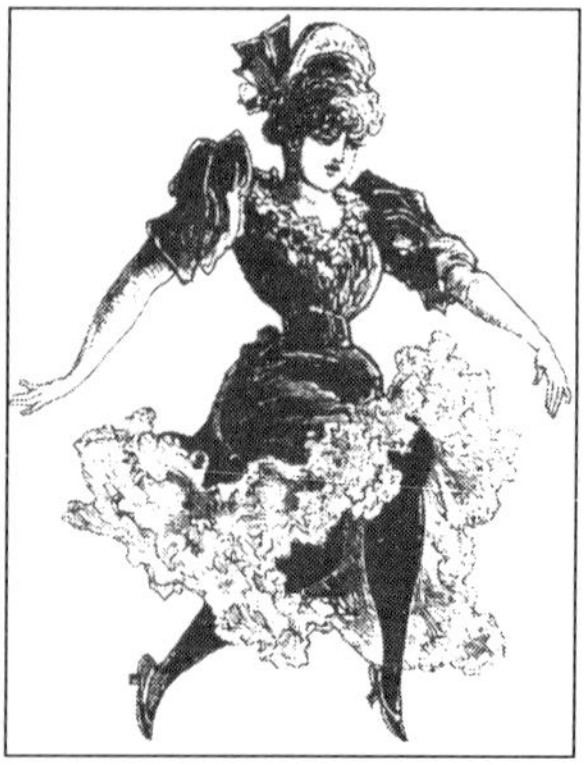

1536年、ヴァシリウスは、子宮絞扼によって死亡したと考えられる「高貴な生まれの18歳の少女」の身体を調べ、その子宮が正常であることを観察した。彼は、観察結果を次のように記している；

コルセットによる胸部の締め付けを見ると、少女は、ウエストを長く、しなやかに見せるためにコルセットを常用していたことがわかる。私の判断では、下肋部と肺の周りの胴部圧迫が死亡原因であろう。彼女は肺病に冒されており、驚くべきことに、胴部にある諸器官の圧迫は肺病を引き起こすほど強かったようだ。しかし、子宮絞扼を示す証拠は見当たらなかった。(中略) 介助に当たっていた女性たちが、なるべく早くコルセットをはずそうとして退室した後、(中略) 私は、彼女の子宮を切開した。

ヴァシリウスの結論は、次のとおりである…「コルセットは少女の呼吸を激しく制限していたので、彼女の肺は、正常に拡大して酸素を吸入することができず、その結果、肋膜炎か、あるいは、胸部の感染症を起こして死亡した。」

同様に、フランク(Johann Peter Frank、1745-1821年) は、コルセットが子宮の妊娠機能にとって有害であることを理由に、コルセットを非合法化する提案を行っている。しかし、いかなる世代にも、また、いかなる社会にも、女性の容姿に関する理想的モデルが存在する。物理的な容姿には遺伝的な個人差があるのだから、理想的モデルも限りなく存在するはずだ。しかし、人間の文化的特徴は、自らの文化的一体感を維持するために、容姿に装飾や目印を加えることである。18世紀から19世紀には、女性の背中から腰にかけての曲線美 (誇張とさえ言える曲線美) が好まれた…その曲線美が文化的一体感をつくり出していたのだ。コルセットは、胴部の中央部を圧迫して、この曲線美を強調するために使用された。しかし、コルセットを使用することによって、呼吸機能、および、腰の曲げ･ひねりの動作が著しく制約される。このように、身体を超･女性化することによって、女性は、絵画的にも、また、文学的にも、まさに女性としての認知を得ることができた。

この時代、社会の改善・改革のためにさまざまな提言がなされた。たとえば、フランク（Johann Peter Frank）は、社会医学（social medicine）の基礎を提言した…これについては、1777年に刊行された著作「完全なる医事行政体系」（全6巻）にまとめられている[13]。フランクは、「国家は、その警察の力と医師の力を結合しなければならず、警察と医師は、同一システムの2つのサブシステムとして統合されねばならない」と考えた。より具体的に言うと、第1に、市民の公衆衛生政策に取り組む「法的医学（forensic medicine）」｛訳注：現在の法医学とは異なる｝、第2に、公衆衛生政策の実施を管轄する「医療警察（medical police）」が必要であると、フランクは説いたのだ。

さらに、彼は、目標の一つとして、ヨーロッパ女性の子宮が、最大限の出産を実現するよう負担を迫ることを掲げた。その根拠は、フランクのような論客にとって、人口が増加し続けることは、資産が増加すること、さらに言えば、兵隊候補者という資産が増加することと見なされた点にあった。リヨンとペトルセリ（Albert Lyons and R. Joseph Petrucelli）は、「フランクの主張は、将来の人口増加に関わる重大事であり、主張の細部にわたって注意を払うべきだ」と、フランクの主張に賛同している。このような線で想像すると、医療警察には、パーティを監視する権限、すなわち、ワルツのような不健康なダンスを非合法化する権限、休憩時間を十分取っているかどうかを監視する権限、若い女性が、将来の妊娠を危うくするようなコルセットや流行の服を着用しないよう見張る権限などが与えられるかもしれない[14]（図34）。

以上を要約すると、またまた女性は、雌犬扱いされている。つまり、再生産（出産）という価値を内包する財産の一種としてしか取り扱われていない。フランクは、一方で、社会のすべての階層を、絶望的な悲惨さから救い出すことを標榜しているが、他方では、社会の一つの階層、つまり、女性層については、生殖機能しか眼中にないのだ。

フランクの哲学は、啓蒙期の理想が、どのように社会現象に適用されたかを示す好例であるのみならず、そのような「進歩」の成果が女性に幸せをもたらす道が、どのようにして閉ざされるのかを示す好例でもある。合理性の価値が要求される時代においてすら、女性は合理性の圏外に置かれたのだ。チェスターフィールド卿（Lord Chesterfield）が息子に当てた書簡も、その好例である。

さて、女性とは、いくら成長していても、子どものようなものだ。彼女たちは、おしゃべりに興じるのみ…たまに、機知に富む会話があるにしても。しかし、堅実な思考、良識はどうだろうか。私は、そのような素養を持った女性にお目にかかったことがない。（中略）24時間、首尾一貫した理性的思考を行い、理性的な行為を行う女性にも…（中略）…分別ある男性ならば、（中略））重要な事柄について、女性と相談したり、女性を信頼することなどないだろう。男性は、自分で考え、それを女性に信じさせるのみ。そうすることによってこそ、女性は男性を誇らしく思う。（中略）彼女たちは、本当のところ、2つの感情を持っている…虚栄心と愛情。これらの2つの感情は、女性たちの普遍的な特徴である[15]。

読者は、フランクの医療警察には、いわば内政部門とでも言えるような部門があって、公衆衛生の制度が、子宮に対しても価値あるサービスを提供できる体制があったのではないか、と思うかもしれない。しかし、こうしたまさに「制度」的対応には、ほどなく新しい問題、すなわち医原性疾患〔訳注：医師の診断・治療法を原因とする病気）の危険性が指摘されるようになり、医師の警察的能力は、せいぜい最小限にとどめるべきと判断されるようになる。

医師と助産師

この時代になると、助産婦が使用する道具は、死産の胎児を産道から取り出すために用いるクロッシェ（鉤針編みのフック）と摘出器に限定されてきた。助産婦は、患者という人間を扱う専門家（具体的には、子宮筋収縮と胎児出産には、個々の妊婦ごとに個別のスケジュールがあることを経験的に熟知した専門家）としての役割を担うことになった。しかし、常に、ある一定の割合で、出産中に死亡する女性や、難産で胎児切断術を使わざるを得ないケースが存在していた[16]。この胎児切断術は、あくまでも切断であるが故に、くさび形に折れ曲がった胎児を殺すことになる。そもそも、鉗子が導入されたのは、理想的には、より安全で、より使いやすい技術、すなわち、胎児切断を避ける方法だった。

のちに、19世紀になると、病院が、お金に困らない上流階級の出産の場所として好まれるようになった。ロンドンでは、医師ではなかったが、フォレス（S. W. Fores）が、知的な女性を訓練して助産婦にするという大胆な試みを開始した…「彼は、ロンドンに学校をつくって、若い女性に、解剖学、生理学、胎児回転術、女性と赤ん坊の疾病などを教育すると宣言し、貧しい人の出産に立ち会うことによって、必要な臨床経験を与えようと構想した[17]。」しかしながら、フォレスの試みは、失敗に終わった。

フォレスの試みに限らず、女性の役割を拡大しようとする他の試みも等しく失敗に終わった。その原因は、18世紀を通じて、世界を理解し、コントロールする社会の能力が増大したにもかかわらず、女性がその動きに参加する道は閉ざされたことにあった。たとえば、女性に対する教育が受け入れられたのは、よりよき妻あるいは母親になること、男性に従順な人間になることが保証される場合のみであった[18]。これは、ルソーが次のように結論したことに照らすと、実に奇妙な現実だった…「誕生時点で、人間の精神が、まさに受容的であるとしたら、教育には、精神的能力の遺伝的違いを超えて、知能と性格をつくりあげる力がある[19]。」

医原性疾患

1817年、英国のシャーロット・オーガスタ王女（Charlotte Augusta）が、出産のため、21歳の若さで亡くなった。その出産は、約50時間を要する難産であり、男性の助産師が介助に当たった（図35）。その時、「先天的な問題」という検死結果が発表されたが、それは真の死亡原因を隠蔽するためであった。彼女に対する医学的治療が、（たとえ当時は典型的な治療だったにせよ、）重大なリスク要因だったことに、疑いの余地はない。治療に当たった男性助産師クロフト（Richard Croft）は、患者（王女）の体重が減少しているのを察知した。彼が、彼女の体を浄化し、瀉血《しゃけつ》した時には、彼女は、すでに、かなり衰弱していた。そして、彼女がスケジュールどおりに出産できないことが判明した時、彼は、再び瀉血を行っている。王

図35 「男」性の助産「婦」

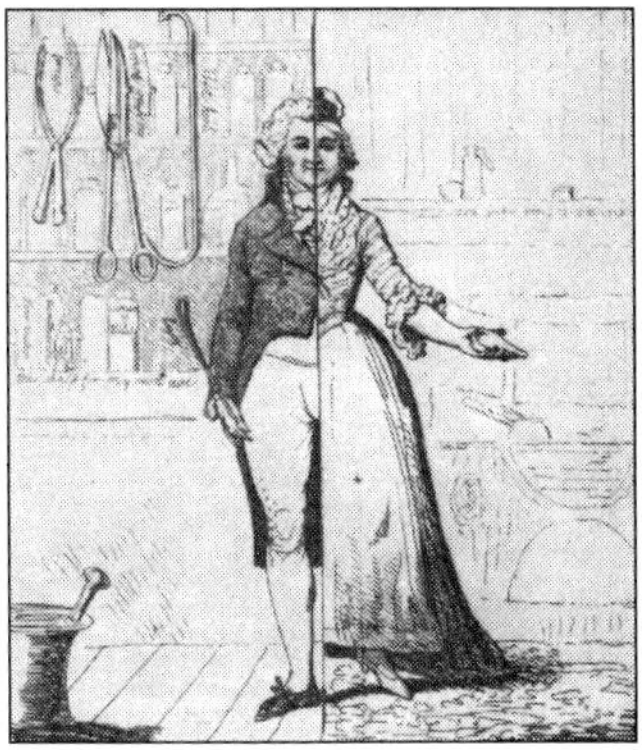

男性の助産師は、あざけり、軽蔑、協力のミックスに出会った。まずは、鉗子を使うのに優れているため、上流階級の女性は、男性助産師を好んだ。ドネガン（Jane Donegan）が著書「Women and Men Midwives（男性助産師と女性助産師）」で書いているように、一つの考え方として、女性看護師が自らの力では、子宮内の胎児（逆子の胎児）を回転できない場合、彼女たちにとって「頼もしいアシスタント」である男性助産師が求められる、という考え方がある。女性では、異常出産や異常胎位のような危機的場面にうまく対応できないとされていたからだ。外科医モウブレー（John Maubray）は、学生に助産学を講じる中で、次のように述べたと言われている…「女性助産師に比べて、男性助産師には、危機的状況下でも平常心を維持できること、力が必要な援助に慣れていること、常に新しいやり方に挑戦すること、迅速に危機を和らげられることといった強みがある。」

奇妙にも、20世紀に「部分的出産中絶」と呼ばれるようになった中絶作業は、元来、男性助産師によって実施されていた。18世紀には、この中絶作業は、「胎児切断術」として知られており、胎児が生きているか否かは別にして、胎児が逆子状態のときに母体の生命を救うために行われていた。その作業は、男性看護師、あるいは、医師が、片手を膣の中に突っ込み、頭蓋骨の縫合線を見つけ、縫合線に対して指２本を固定し、はさみを用いて縫合線の隙間を広げ、頭蓋骨を壊すことによって、２本の指をフックのようにして胎児を取り出すというものである。

男性助産師は、分娩室に見知らぬ男がいることに妊婦が動揺しないように、女性を装うこともあった。したがって、図35に描かれた男性助産師の右半分がスカート姿なのは、単に比喩的のみならず、現実的でもあったのだ。

女は、彼女の母親と友人に出産に立ち会ってもらいたいと懇願したが、政治的判断により拒否された。結局、分娩室にいたのは、男性助産師のクロフトと王室専属医師のベイリー博士（Matthew Baillie）とシムズ博士（John Sims）であった。2人の博士は、必要な場合には鉗子を使うことを約束していた。しかし、2人の医師は、48時間以上、何も手を下さず、最終的に、死亡した王位後継者を取り上げた[20]。

その数時間後、シャーロット王女は、激しい腹部痙攣に襲われ、耳元で非常鈴が鳴るのを聞きつつ、ほどなく死亡した。それから数日間、新聞は、クロフト、ベイリー、シムズの努力を高く評価し、死亡の原因は「先天的な問題」にあるという報道をした。「先天的な問題」とは、「悪性の発作」と、ストレス下で異常に興奮する傾向であると報道された（この点は、狂気の王ジェームズ3世に類似している）。王女の死体は検死にかけられたが、取り立てて新しい事実は見つからなかった。しかし、批評家の中には、「経験豊富な助産婦が鉗子を使っていれば、おそらく、母子の命を救えたのではないか」という見解を述べる者もいた[21]。

この頃までは、子宮の毒性は、女性に固有の劣性、異常、欠陥に限って問題にされた。月経時の出血や腐った種といった自然に生じる現象は、すべからく、毒性、異常、劣性などと同義であった。ところが、今や、現実的な腐敗が登場したのだ。その腐敗の原因は、子宮ではなく、医師だった。つまり、死体に触れた医師が、手を消毒せずに女性患者を診察することが原因だったのだ。より多くの女性たちが、病院を安全な出産の場所と見なすにつれて、医原性の感染が増え、その結果、より多くの女性たちが出産で命をなくすことになった。

2人の産科医、ゴードン（Gordon of Aberdeen、1752～1799年）とホワイト（Charles White of Manchester、1728～1813年）は、助産婦と医師に対して、産褥熱の感染危険性を訴えた。それに少し遅れて、ゼンメルワイス（Ignaz Semmelweiss）が、「産褥熱の原因は、医師、学生に限らず、死体に触れた人を介して患者へと感染し、手袋なしの手指を介して死体解剖室から分娩室へと拡散する」ことを発見した。ゼンメルワイスが勤務していた総合病院では、妊婦は、学生用の部屋か、あるいは、助産婦用の部屋のいずれかで出産することになっていた。これら2種類の部屋別に比較してみると、学生用の部屋の方が立派であるにもかかわらず、産褥熱による死亡率は学生用の部屋の方が高かったのだ。ゼンメルワイスは、15年間にわたって3つの病院で収集した記録データに基づく研究成果を出版した。それによると、産褥熱は、第1に、有機体の分解によって、子宮ないし褥婦に感染する：第2に、病院外部からの感染によって生じる（病院内部の感染ではなく）：第3に、手指消毒によって感染を防ぐことができる。この研究成果は、もし、無菌治療（殺菌）の重要性が受容されるならば、朗報となったであろう。しかし、残念ながら、無菌治療は、まだ科学の日程にのぼっていなかった。それには、コッホとパスツールが、外傷の感染は、目で見るにはあまりにも微小な有機体によることを証明するのを待つしかなかった[22]。こうして、産褥熱にかかっている女性の組織と血液が悪化、腐敗し、健康な女性へと感染する原因は明らかになった。そのような感染を防ぐには手指を消毒しさえすればよいのだという提言もなされた。しかし、その提言は、あまりにも単純明快すぎて、単純明快すぎるがために、逆に、理屈っぽい頭には受け入れられなかったようだ。言い換えると、単純明快な実用的行為を素直に信じさせない「理性偏重」の姿勢が、子宮をリスクにさらし続けたのだ。医原性疾患の原因となる物質が明らかになるには、さらなる科学の進歩が必要だった。

第7章 ヴィクトリア朝の子宮（19世紀）

男性医師の苦難

子宮にとって、もはや助産術は不要になった。「そもそも男性にとっては、子宮の安全など他人事であったが、他方、女性は、もっぱら男性医師の子宮コントロールに頼ることになった[1]。」しかし、そうは言うものの、出産について個人的な経験も職業的な経験もない男性医師は、どうすれば子宮の安全性を保証できるのだろうか？　出産に関する判断能力に関して言えば、男性医師の評価は危機に瀕していた。さらに、彼が参考にできる役割モデルも存在していなかった。彼の責任のもとで行われる最初の出産は、母子にとっても、また、彼自身にとっても、一人前の人間として認められる成人式のようなものであった。一人前の男性医師に求められた新しい役割は、婦人科学的検査という慣れない方法によって、出産間近の妊婦に対して、曲がりなりにも、正常な出産への道のりを指導することであった（図36）。

したがって、婦人科学や産科学の男性医師を、皆がこぞって信頼したわけではなかった。当時、無月経の標準的治療は、蛭（ヒル）を子宮頸管の上に直接置いて瀉血することであった。この種の血液治療は、大学教育によって否定されたと思うかもしれないが、この場合、医師は助産婦を手本にして、瀉血を続けていた。腹を空かした環形動物（ヒルなど）による瀉血は、心理的には一時的安心感を与えるかもしれないが、その後、翌月にかけて、患者に何が起こるのだろうか？　ヒルは、子宮

図36　礼儀正しい婦人科学的検査

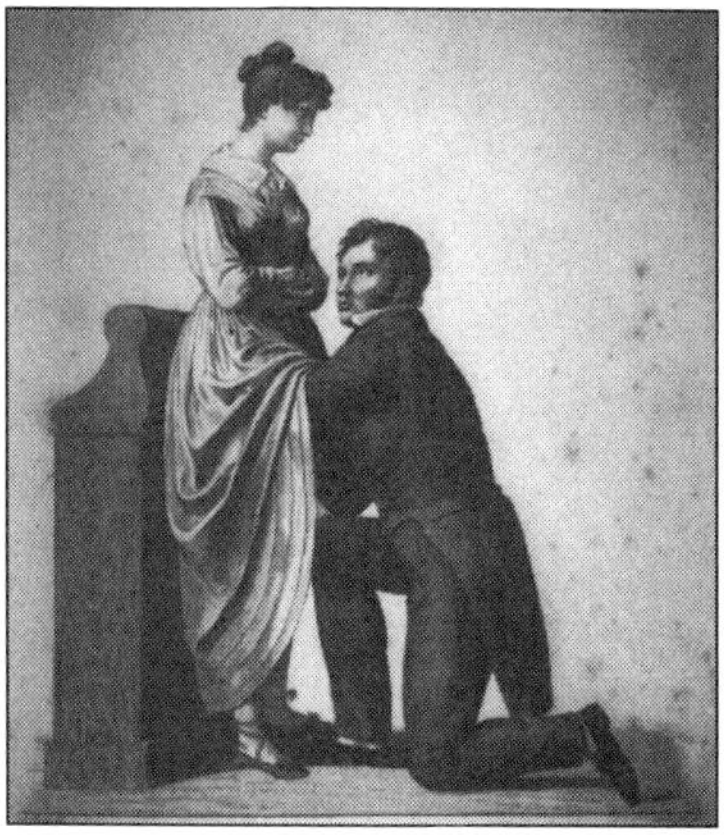

男性医師が助産婦の役割を引き継いだのち、彼らは、女性の子宮をいかに検査すべきかを学ぶ必要に迫られた。当時の慣習では、この図のような検査が、受容可能というだけではなく、必要でもあった。ドネガン（Jane B. Donegan）は、彼女の著作「女性と男性助産師」の中で、次のように述べている…男性医師は、女性と目線を合わせることなく、「医師がいないときに何が起こってもいいように準備しておきましょう」と語りかけるよう指導された；また、指を膣まで挿入して、子宮を広げ、そして、わずか数秒間、女性がわずかに感じる程度に、子宮のあらゆる部分を軽く押すこと、また、最後には、「奥様、ご出産のために非常に有益なことができました」とお礼を言うこと、これらも指導された。

頸部の穴を通って子宮の中に滑り込むやもしれず、その場合には、女性に悲惨な影響を与えるだろう。そのような危険性をも顧みず、瀉血は、体内から有毒な老廃物を取り除く治療法として、当時はまだ正当化されていたのだ。

青白い顔色はヴィクトリア朝の人々から重宝がられていた。しかし、それは、赤血球細胞の喪失が続いた結果かもしれなかった。（加えて、ヴィクトリア朝の女性たちは、太陽光を避ける努力をしたり、頬を赤くするような激しい活動を避ける努力もした。）「真

図37　19世紀の子宮：臨床的指示

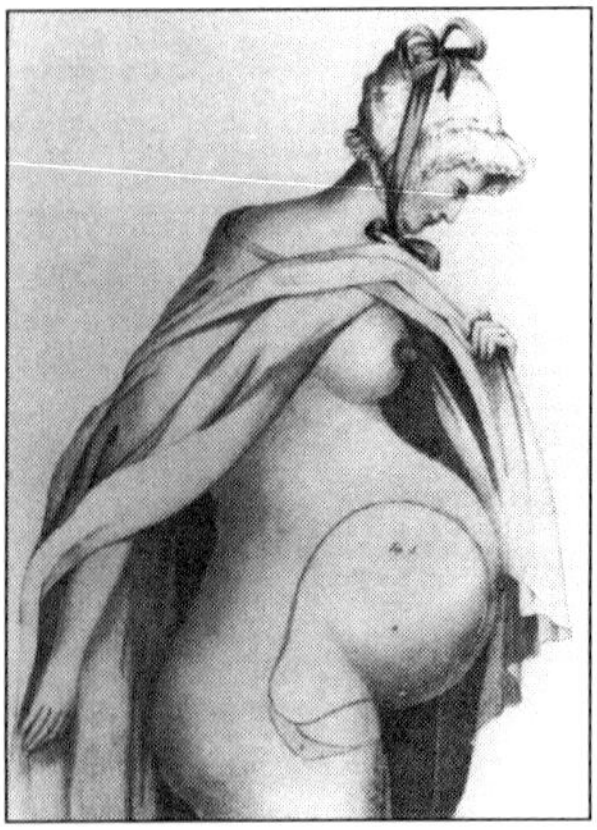

1850年、学生に出産を見学させた医師が裁判所に訴えられた。学生たちも、猥褻な凝視と俗悪な好奇心のかどで訴追された。担当医師は、この件を巡って、医師仲間と折り合いがつかなかった。また、多くの出版物がこの事件を取り上げた。たとえば、ドネガン（Jane B. Donegan）が、その著作「女性と男性助産師」で報告しているように、「ニューヨーク医学新聞は、患者を人目にさらすことは不必要であったし、膣の検査、処置、鉗子による分娩、胎児切断は、すべて、有能な医師ならば目をつぶっていても実行可能である。（中略）医学教育委員会も、「学生相手に、生きた被験体を使用することや、出産の現場を見せることは不要である」と判断した。その理由は、図画（図37のような図画）を使えば、事足りるからだというものであった。重要なのは、出産は厳かになされるべし、と考えられていたことである。

の女性」として、室内に閉じこもる虚弱な女性、あるいは、ペティコートを着用し、凝った装飾の生地の重ね着で圧迫されそうな女性が憧れの対象であった。

ヴィクトリア朝で、上記のような医療を推進した著名な医師に、ホリック（Frederick Hollic）がいた…彼は、「The Origin of Life and Process of Reproduction in Plants and Animals（植物と動物の生命の起源と再生産プロセス）」の著者である。その著作に含まれている「女性の器官の機能攪乱」と題する章で、ホリックは、萎黄病について次のように書いている〔訳注：萎黄（いおう）病とは、鉄分不足から生じる青年期女子の貧血症で、グリーンシックネスとも言う〕：

萎黄病の原因と考えられるのは、（中略）早熟な思春期、成長の過度の早さ、虚弱体質、月経の乱調、憂鬱症、精神的興奮、とりわけ、ある種の悪い習慣（マスターベーション）などである。萎黄病の患者は、おそらく、医師の治療を求めてやってくる人たちの中で最も興味深い。彼女たちは、萎黄病という病気に苦しみながらも、しばしば、その美貌は維持されているか、あるいは、魅力が高まっているようにさえ見える。彼女たちは、繊細で感受性に富んでいる。それゆえに、医師の熱烈な同情心をそそり、救いの手を差し伸べたいという気持ちを高ぶらせる[2]。

これに続けて、ホリックは、ヒステリーについても書いている。

ほとんどすべての女性は、過去にヒステリーの経験を持つか、あるいは、現在、ヒステリーの渦中にある。（中略）おそらく、その素因となるのは、虚弱体質、病気の治癒の遅さ、都市生活、劣悪な身体的・道徳的教育、ある種の感情による過度の興奮などである（中略）また、ヒステリーは、思春期とそれに続く生活の大きな変化の中にいる女性に、最も頻繁に見られるが、他方では、まだ思春期にも至っていない少女や、年配の女性にも見られる（中略）あるいは、月経不順の女性、また、出産経験のない寡婦、人生の転機を間近に控えた女性にも。ヒステリーの引き金となる原因をいくつか挙げるならば、初潮、月経の停止、晩婚、子宮の慢性的炎症、悪い習慣、長期にわたる便秘などがある[3]。

診断カテゴリーには、道徳が根深く関わっていた…ブーロー（Vern Bullough）の観察によれば、「科学の新時代を迎えたが、古い宗教的真実を再認識させるような説明も是認されていた[4]。」

ピンクハム製薬会社

排便促進、身体浄化、嘔吐促進のために開発された特許薬品は、女性をより健康にすることを約束しながらも、不必要なまでに、女性の消化管を健全にすることにこだわった。このような特許薬品は、効果はマイルドであっても危険性の少ない薬品に対するニーズが高かったことを示している。たとえば、製薬会社ピンクハム（Lydia E. Pinkham）の野菜調合剤の広告を見てみよう（図38）。

確かな効き目、子宮脱出、子宮落下の治療に。

「女性の弱点」を克服…膣の分泌物、月経の苦痛、身体の炎症、子宮の潰瘍、生理不順、過剰な経血など。

飲みやすく、抜群の効果・速効性。
妊娠中の女性のために。出産時の痛み緩和にも[5]。

ここで指摘しておくべきは、上記の広告は、子宮脱出〔訳注：脱出とは、器官が正常位置から外れること〕を前提にしているが、子宮脱出の原因は、度重なる妊娠による子宮靭帯の弱化、出産に対するトラウマ（心的外傷）、出産後の子宮管理の不備などである…「出産後の子宮管理が十分に行われないと、会陰《えいん》が縫合されないまま放置され、弱化してしまう[6]。」〔訳注：会陰とは、膣と肛門の間の数センチの部分。分娩時に、胎児の頭部の通過により裂傷することもある。〕この子宮脱出という現実的問題は、子宮不全のせいにされている曖昧かつ散漫な問題群とはまったく性質を異にする。それらの漠然とした問題群は、女性の選択を制限することによって対処されてきた。たとえば、衣類の選択（締め具合、コルセットや凝った衣装の是非など）、健康のための運動の選択（歌、ダンス、スケート、乗馬など）に各種の制限が科されてきた（ただし、「マスターベーション」を云々する制限はなされなかったが）[7]。上記ピンクハム社の製品は、子宮脱出の治

図38　製薬会社リディア・ピンクハム社(Lydia E. Pinkham)の野菜調合剤の広告

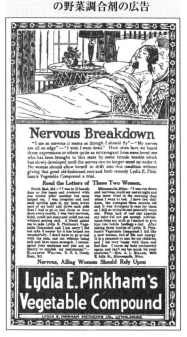

Nervous Breakdown
"I am so nervous it seems as though I should fly"—"My nerves are all on edge"—"I wish I were dead." How often have we heard these expressions or others quite as extravagant from some loved one who has been brought to this state by some female trouble which has slowly developed until the nerves can no longer stand up under it. No woman should allow herself to drift into this condition without giving that good old-fashioned root and herb remedy Lydia E. Pinkham's Vegetable Compound a trial.
Read the Letters of These Two Women.
Nervous, Ailing Women Should Rely Upon
Lydia E. Pinkham's
Vegetable Compound
LYDIA E. PINKHAM MEDICINE CO., LYNN, MASS.

療に効くと唱いながらも、実際には、従来、各種の選択制限が必要とされた子宮不全の女性、すなわち、「真の女性」になりたいと願っているにもかかわらず自らが正常ではないことに不満を感じている女性（たとえば、妊娠中の女性）をターゲットにしている。

次に紹介する、ピンクハム社の製品を推奨した人物は、ドロシー・グレイというペンネームの持ち主である。その発言を拾ってみよう…「困難は、社会的条件というよりも身体的条件にある」、「女性に生まれたことを不満に思う女性は、自分が病気であることを認識すべきであり、自分を健康にするための努力をすべきである」、「ピンクハム社の薬品は、女性が夫の願望を満たすことを容易にする」等々。さらに、グレイ氏は、こうも述べている…ピンクハム社の薬品を服用することによって、女性は、自分の本来の職業を認識できるようになる。つまり、「夫に献身的な妻であること、また、子どもに愛される母親になることこそ、自分の職業である」という認識を持てるようになる。

コムストック法

ピンクハム社の広告キャンペーンや、その製品は、まったく洗練されていないように見えるが、それは、自分自身の身体を自分自身でコントロールしたいと願う女性に対して、「本当にそう願うならば、そうなれる」というメッセージでもあった。たとえば、ピンクハム社の製品「Sanative Wash（衛生洗浄）」は、表向き、洗浄剤の入った水として販売されたが、実際は、避妊の道具として使用可能であった。では、なぜ衛生用品という体裁をとったのだろうか?その理由は、コムストック法という法律の網の目をかいくぐるためであった。

コムストック(Anthony Comstock)は、道徳の守護神を自認し、飲酒、ギャンブル、売春、わいせつといった「サタンの罠」を糾弾することに命をかけた有力政治家であった。彼の認識では、避妊薬と堕胎薬は、ポルノグラフィと同じカテゴリーに一括されていた。彼は、中世のアウグスティヌスと同じく、出産を前提にしないセックスは、「非人間的で卑しい」と見なしていた[8]。彼は、1873年国会に、ポルノグラフィ、避妊、堕胎に加えて、なんと自由恋愛までも含めて、それらに関するいかなる出版をも非合法化する法案を提出し、可否投票を行うよう働きかけた[9]。彼の政治的影響力は絶大であり、わずか2名の上院議員と1名の下院議員が、法案の審議方法について質問をしたのみであり、法案はすんなり可決された(投票によらず、「賛成」の発声によって可決された)。

なぜ、このような滑稽とも言える法案が可決されてしまったのか? 政治的には、コムストックは、南北戦争の後、超保守的グループの中心にいた。YMCAのお墨付きも得て、彼は、「米国の若者を悪魔の誘惑から守る」運動に身を捧げた[10]。彼の行動基準は、わいせつ、下劣、好色、無作法、不道徳、汚れと考えられる材料を全部一緒くたにして、避妊、堕胎、性的情報の名の下に一括するというものであった。それは、いわば、「ごちゃまぜボックス」であったが、それにもかかわらず、法案に反対した人はほとんどいなかったのだ。

その背景には、出産こそ、すべての女性に究極的な充足感を与えるものと決めつける社会的風潮があった。しかし、それに並んで、コムストック法が、「自由恋愛」という不道徳を撃退し、自制の価値を高めるとともに、女性の従属的姿勢を強調したことも忘れてはならない。このように、19世紀には、「真の女性」の観念が、女性固有の守備範囲（家庭、家族、子ども）の外部に出ることはなかったのだ。言い換えれば、女性は母親になるべくして生まれたのであり、それを実現しない女性は、身体的にも、また、精神的にも挫折したと見なされた[11]。

「女性がハーバード大学に入学するならば、それは女性の健康に有害である。」…コムストック法が可決されたのと同じ年（1873年）、クラーク（Edward H. Clarke）が、このような警告を発した。クラークによれば、教育は女性の子宮を萎縮させる[12]。さらに、彼によれば、女性は、女性ができることを行う権利を有するが、「女性ができないことの一つは、男性に倣って、あるいは、男性をモデルにして教育を受けることであり、教育を受けないことは、女性が健康を保つ条件である[13]。」子宮の力は、脳の力と逆比例する。もし、これに異論を挟む人がいるならば、その人には必ずツケが回ってくる。クラークは、そのように主張した。

しかし、ツケが回ってくるのも厭わず、異論を唱えた人もいた。たとえば、フート（Edward Bliss Foote）は、「子宮の擁護者は、避妊という一つの方法を覆い隠す」と述べている。また、チェスラー（Ellen Chesler）が記録している、健康の分野で著名な某作家は、コムストックに有罪を宣告され、避妊法に関するコムストックの著作の短縮版を再出版するよう強制された。その短縮版には、教育的に役立つ情報は除かれ、もっぱら避妊法の宣伝だけが収められている[14]。これは、短縮版の執筆を強制された作家のささやかな抵抗の証であろう。

婦人病

フランスの歴史家ミシュレ（Michelet）は、19世紀の特徴は、「子宮の時代」だったことだ、と述べている。しかし、おそらく、本書の読者ならば、すでに、「女性を支配することに限って言えば、どの世紀も子宮の時代だった」ということをおわかりいただいていると思う。すなわち、落下する子宮による内臓器官の圧迫という古代の話題に始まり、ヒステリー、舞踏マニア、メランコリー、恋愛病、産褥熱、女性を定義する病理学的オーラといった話題に至るまで、時代を問わず、常に、女性（子宮）の解明は大きな関心事だった…ミシュレ自身、「子宮は、専制君主のような器官であり、女性の行為と感情のほとんど全域を、その支配下に置いてきた」と論じている[15]。

ウェルツら（Richard and Barbara Wertz）によれば、19世紀には、「女性の諸器官の健康度が、女性個人と社会全体の価値がどの程度実現されているかを示す目安になった」。そして、「婦人病」という概念が、いかなる健康問題を記述する場合にも用いられる類的概念になった[16]。また、「婦人病」は、道徳的なオーバーレイとして、それを煩う女性の側にある社会的ないし個人的な不適切性を反映する鏡になった。こうして、ディリクス（M. E. Dirix）は、１８６９年、「頭痛から喉の痛み、脊柱湾曲、悪い姿勢、下半身のすべての痛みは、〝子宮の移動〟が原因である」とまで言い切った。さらに、ディリクスは、次のように続けている。

このように、女性の胃、肝臓、腎臓、心臓、肺、等々の疾患が治療される。しかし、ほとんどの場合、これらの疾患は、適切な検査をすれば、実際には、当該部分の疾患ではないことが判明する。それらは、一つの疾患、すなわち、子宮の疾患に他の器官が共鳴した反応、ないしは、他の器官に現れた子宮疾患の兆候に他ならない[17]。

安静療法

上流階級の女性ならば、安静が必要だという治療上の理由で、家事や子育てを避けることができる。このような治療方法は、ミッチェル（H. Weir Mitchell）によって「安静療法」と命名されている。一方には、上流階級の患者を欲している医師がいて、他方には、夫から自由時間をゆすり取りたいと欲する女性がいる。双方は、いわば相互に欲望を刺激し合っているわけだ。ステージ（Sarah Stage）は、「病気を通じて、不幸な妻は、不在がちの夫とわずかばかりの一体感をつくり出し、夫から関心と優しさを引き出すことができる」と述べている[18]。

ミッチェルの有名ブランドである「治療／処罰」は、ギルマン（Charlotte Perkins Gilman）の有名な短編小説「黄色の壁紙」の中で精査されている。その小説では、医者と結婚した女性作家が、結婚生活と母親としての役割を妨害する精神的活動と知的探求心を除去するために、安静療法を行わざるを得ない事態に追い込まれる。しかし、ここで、安静療法とは逆向きのひねりが加えられる。つまり、彼女が夫と離婚し、作家業と結婚する（作家業に没入する）時、彼女は救われるのである。言うまでもなく、ギルマンの小説の女性主人公は例外ケースである。通常、女性が病気に負けてしまいそうな場合、女性が職業に没入するのはためらわれる。なぜならば、職場では男性との競争が待っているに決まっているからだ。加えて、職場に高い地位を求めれば求めるほど、職場への参入は拒否され、困難になるのも分かりきっている。ブーロー（Vern Bullough）が見抜いたとおり、「医師自身が、医学校に入学しようとする少数の女性に対して脅威を感じるのと平行して、女性解放に対する医学的立場からの反対論が高まり始める[19]。」コリア（Gina Corea）は、米国の医療に関する批判的調査を通じて、「医療界の本流が、どのようにして女性の排除を正当化してきたか」を論じている。

男性医師は、（中略）月経、妊娠、出産、閉経を、一種の病気であるかのように主張する。確かに、男性は、それらを経験することはない。しかし、それらの機能は、職業上、極めて不利な条件なので、男性医師は、女性が医師になって、まずまずの収入を得ることを妨げようとする。その時、それらの機能が、女性一般の限界であることを強調する。女性の健康を重要視するがゆえに、女性は職業上の競争から距離をとり、結婚して男性に依存して生活することを勧めるというわけだ[20]。

月経について、医師ホリック（Frederick Hollick）は、次のような見解を述べている…「月経という機能だけを取り上げても、よほど特殊な個別ケースを除けば、女性が、男性と同じ生活パターンを追求することは困難である。女性が継続的に活動的であり、また、継続的に厳しい労働に耐える必要性は認められない。同時に、（中略）女性は、自分自身よりも強いと感じる存在、すなわち、男性から、共感と支援を得ることを希求すべきである[21]。」

女性にとって、とくに、中流階級、ないし、それ以上の階級の女性にとって、教育と経済的独立へのドアは閉ざされたままであった。そして、すべての女性の将来は、結婚にかかっているとされた。女性は、「体調不良」であることによって、セックスを避けることができた。しかし、同時に、すべての女性は、少なくとも月に一度は体調不良になる。この女性に「固有の病気」と「性的異常」は、女性が男性と同じ仕事をしても、男性ほどには給料を支払わないことを正当化した。

女性の地位

しかし、強調すべきは、女性が、すべての仕事から排除されたわけではないということだ。女中、清掃員、召使いのような熟練を要しない、給料が安い仕事は、女性に、とくに有色人種の女性に開かれていた。それらの仕事では、月経中に働いて子宮を犠牲にしても、脳にストレスはかからない。興味深いことに、繊維産業の零細な家内生産が大規模な工場生産に取って代わられるにつれて、伝統的な家族内の男女関係が、工場内の階層や地位にも反映されるようになった。つまり、責任ある地位につくのは男性であり、女性は、男性に従属し、仕事のやり方についても、いちいち男性の許可を得なければならなくなった。

当時、避妊は、まだ利用可能な選択肢ではなかったので、結婚に妊娠が続くのは、ほとんど不可避であった。言い換えれば、いったん、女性の子宮に受精卵が形成されると、女性の身体は、もはや女性個人のものではなくなった。女性は、社会の所有物となり、新しい生命の保護者として社会に奉仕する存在になったのだ。妊娠中絶も選択肢にはなりえなかった。妊娠中絶の道徳的恐ろしさは、以下のナフェース（George H. Napheys）の「忠告」の中に明確に述べられている。

母としての自覚を持たない女どもには、次のように警告してやろう…人工的な妊娠中絶は、必ずや危険極まりない子宮の病気の原因となり、しばしば早死をもたらす。また、それは精神的な脆弱さを意味しており、しばしば精神異常をもたらす。（中略）妊娠中絶のような邪悪で有害な道を選ぶくらいなら、子どもが20歳になるまで、日々、子育てに励む方が格段にましである：また、そのような重たい罪の意識にさいなまれながら生きるくらいなら、出産の苦しみで死ぬ方が、ずっとましである[22]。

母親になることが、女性の最高の功績であるとするならば、逆に、出産しない女性には、恥知らずという致命的な烙印が押されることになる。ローゼンバーグら（Carroll Smith-Rosenberg and Charles Rosenberg）は、次のように述べている…「女性が母親になることは、正常な運命である。女性の身体に刻印されている、この運命に逆らう者は、苦悩に満ちた人生を覚悟しなければならない[23]。」

オルガスム

結婚した女性が妊娠しない場合には、彼女の寝室での行動が、徹底的に分析された。1891年に出版された不妊に関する論文は、オルガスムをせきたてたり、妨げたり、遅らせるいかなることをも、卵子と精子の合体を妨害するという理由で非難している。完全なオルガスム（男女が同時にオルガスムに至ること）は、妊娠させる力を有すると考えられた。しかし、同時に、女性の性的欲望は男性よりも弱いと考えられていたので、女性のオルガスムは、奇怪な現象と見なされた。

妊娠とオルガスムの関係については、ルネサンス期の著作で初めて事実として認定されたが、その後、長らく実証的には検討されなかった。その結果、妊娠とオルガスムの関係は、女性を道徳的なジレンマに陥らせた。女性にとって、オルガスムが奇怪な現象であるにもかかわらず、妊娠に不可欠であるならば（また、理想的な女性は、可能な限り、妊娠するものだとするならば）、いったい、女性は性的刺激にどう反応すればよいのだろうか？

原因を探るべきもう一つの事実は、高い教育歴を有する女性の方が、少ない子どもしか希望せず、また、妊娠の時期が遅くなりがちであるという事実であった。ケイ（Thomas W. Kay）は、1891年2月7日発行の米国医学会誌に、次のように書いている…「（上記の事実の原因は）小脳を犠牲にした大脳の発達にある。（中略）頭蓋から判断して、系統発生性の器官〔訳注：大脳に比べて、系統発生的に古くからあった小脳、という意味か〕が十分発達していない。」また、ケイは、「売春婦は、オルガスムに至るのを許さないことによって、妊娠を回避することができる」とも述べている。さらに、結婚した女性について、ケイは次のように論を進める…「自分の情緒が高ぶるのを許さないことによって、病気を回避することができる。それと同様に、セックスをしても、息んで精液を体外に押し出すこと（つまり、精液の浸入を許さないこと）によって、妊娠を回避することができる[24]。」

高学歴女性の出産が遅延することの原因としては、頭脳労働それ自体の影響だとする見解もあった。ブーローとヴォート（Vern Bullough and Martha Voght）は、次のような報告を行っている…「ケロッグ（J. H. Kellogg）によれば、多くの若い女性は、学校で、月経のたびごとに精神的重荷を課されるため、継続的に、健康状態を害し続けている。」医師ダイク（F. W. Van Dyke）は、次のように述べている。

激しい勉学は、女性の性的欲望を減退させ、美貌を奪い去るのみならず、ヒステリー、神経衰弱、消化不良、乱視、月経困難などを引き起こす。また、勉学によって、胎盤の成長が抑えられるのと同時に、胎児の脳、したがって、頭部のサイズは大きくなるので、出産が困難になる[25]。

これらの似非（えせ）科学的な説明は、当初、さほどの反論を招かなかった。それは、これらの説明を行った人たちが、医学・医療の分野で高い評価を得ていたからであった。

閉経

仮に、月経や妊娠が病気を意味しているとするならば、それらがなくなった女性の病気は治癒したと見なされるべきであろう。しかし、それは間違っている。コロンバディゼール（Colombat d'Isère）が述べているように、閉経を迎えた女性は、「寂しさを感じ、落ち着きがなくなり、陰気な寡黙に陥るとともに、それまで有していた能力を喪失したことを悔やむ[26]。」そういうわけで、閉経を迎えた女性は、「静かな生活」に戻り、現実世界からは身を引くことが勧められた。月経中の若い女性と同様、閉経後の女性にも「真の女性」であることが期待されたのだ。

19世紀、「真の女性」は、「繊細、臆病で、（男性の）庇護を必要とする存在とされた。また、ソフトな物言い、優しさ、汚れのなさを特徴とし、良き家庭をつくり、子育てに励むことに満足を感じている存在とされた[27]。」女性は、夫につくし、夫を喜ばせ、良き母親（かつ多産の女性）であることが期待された…「多くの子ども、とりわけ、多くの男子を産むことで、女性は社会の発展に貢献することができる。（中略）若い男性たちは、（中略）女性が育児に投入した努力を映し出す鏡である[28]。」もし、女性が夫を喜ばすことができないか、あるいは、受動的な抵抗を超えて夫にかみつくならば、その女性には、精神異常ないし神経症という医学的診断が下された。逆に、もし女性がセックスを喜ぶか、積極的な性的衝動を隠さなければ、その異常さにはニンフォマニアという診断が下された。このようなパラダイムのもとに、精神医学が、女性を支配し、処罰する強力な手段として登場した。

精神病院

19世紀の精神病院の恐怖は、18世紀の分娩室の恐怖に匹敵する。女性が、彼女たちに無理矢理科された役割を遂行できない場合には、精神医学の診断を根拠に、不満足な夫は、女性を家庭から病院に移し、なおも彼女を支配し続けることができた。病気一般で、一次的疾患が二次的疾患の兆候であるように、精神異常の病因論にも一次的と二次的の区別があるとされた。ジャーヴィス（E. Jarvis）は「ボストン医学・外科学誌」（1851年）に掲載された論文で、女性の精神異常の原因として、過度の勉学、失望、悲嘆を挙げている[29]。精神異常をもたらす女性特有の身体的原因は、「卵巣ないし子宮の欠陥であり、それが、精神混乱とヒステリーという二次的症候をもたらす。（中略）月経、出産、授乳は、二次的な精神異常をもたらす一次的原因とされた[30]。」言い換えれば、女性であること、それ自体が、常に、精神疾患を増加させる原因であった。男性医師が、「結婚こそ、衰弱した身体を治療し、健康を回復させる」、「妊娠こそ、女性の健康を守る」と言うとき、その医師は、ヒポクラテスに共鳴していることになる。女性が、家庭という限定された領域を放棄することを選択し、「妻と母親の役割を全うできず」、あるいは、「職業優先という、そもそも不向きな道に進もうとする」時、精神異常が引き起こされる。19世紀の医学研究者の見解では、職業優先のような「非女性的な活動が、子宮の乱調をもたらし、今度は、その子宮の乱調が精神疾患を引き起こす[31]」というわけだ。

ゲラーとハリス（Jeffrey L. Geller and Maxine Harris）は、著作「精神病院の女性：壁の向こうからの

図39　ヒステリーの冷水治療

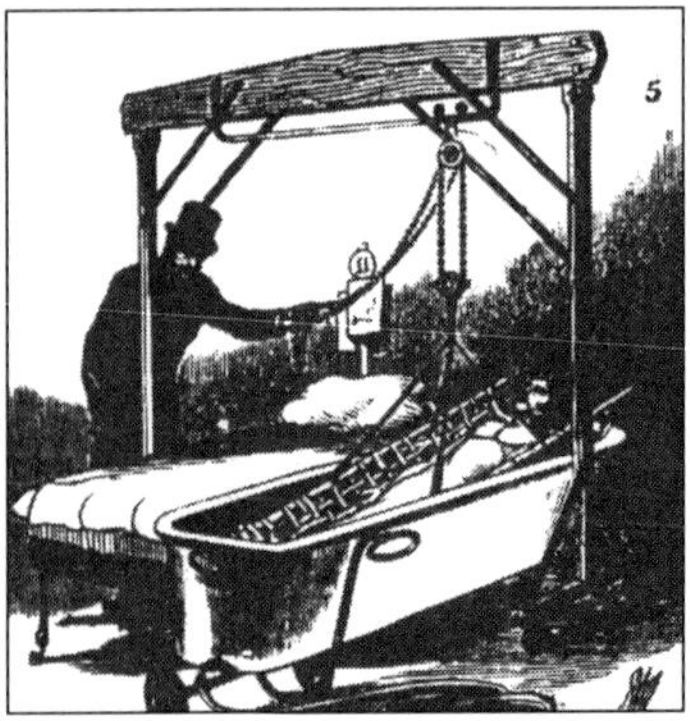

ブリューゲルの農民が、ヒステリーの女性を冷たい川に放り込んだのと同じように、19世紀の女性も冷水治療を受けた。高等教育を受けたいと訴える女性や、家庭内に閉じ込められる不満をぶちまける女性は、精神異常、あるいは、狂気の状態にあると見なされ、ためらうことなく精神病院に隔離された。精神病院での治療の一つは、女性を裸にし、体をすっぽり覆うシートで動けなくし、ベッドのような板に縛り付け、冷水が入ったタブに入れるというものだった(図39)。

この種の治療法は、20世紀になってからも継続した。ゲラーとハリス(Jeffrey Geller and Maxine Harris)は、その著作「精神病院の女性たち」の中で、女優ファーマー(Frances Famer)の極限的体験を彼女自身の言葉で、以下のように紹介している;

雑役婦が、監禁室の鍵を開けた。「水(ハイドロ)の用意をしろ」と彼女が背後から大声で命じた。私がもやもやしているうちに、命じられた人は、壁に掛けてあった革紐3本を引っ張り下ろし、そのうちの1本で、息が苦しくなるほど、私の胸の周りをしばり、両腕を固定した。革紐の2本目で太ももを、3本目で足首を縛った。私がふらつきながら立っているのを見て、雑役婦は部屋を出た。私は、ぴょんぴょん跳ぶようにして彼女を追おうとしたが、頭から倒れてしまった。いやというほど顎を床に打ちつけ、歯で唇を切った。私は、うめきながら床に横たわっていた。(中略)しばらくして、2人の人物が現れ、一人は足首を、もう一人は肩を持って、私を運び、空のタブの中に入れた。私は、背骨を打撲した。……彼らは、粗布のシートを引っ張り、下半身から首にかけて体の下に敷いた。彼らの一人は、首の締め紐をきつくし、もう一人は、長い汚れたロープを取り出し、タブの縁に巻き付けた。冷水の最初の一撃は、私の足首を襲った。冷水は、瞬く間に、脚までを浸した。私の体は、冷水のショックで震えだし、叫び声を出し、体をのたうった。しかし、もがけばもがくほど、自分が冷たい地獄の中にいることを思い知らされるだけだった。……私は、唇をかみしめ、唇の傷に突き刺さる歯の痛みに耐えながら、燃やされているかのような痛みから逃れることを祈っていた。(中略)ハイドロと呼ばれる冷水治療は、暴力的かつ屈辱的なショック療法だった。(中略)それは、まさに身体と精神の両方が完全に消耗しつくすまで行われる襲撃だった。(中略)私の頭が真っ白になるまで、そこに横たわっていた。意識が遠のくのを感じつつも、自分の住所や電話番号、それに童謡を唱えながら何とか意識を保とうとした。数を前向きに、後ろ向きに数えたりもした。頭が混濁してきた。アルファベットを唱えようともしたが、もうすべてが滅茶苦茶であった。いくら、ばたぐるって、泣き叫んでも、凍りついていく。そうするうちに、意識がなくなり、わけのわからない複雑な迷路へと転落していった。

声」の中で17人の女性（1840〜1945年の間に、夫、父親、あるいは、その他の男性の親戚によって精神病院に閉じ込められた女性たち）の事例を紹介している。それによると、いったん、精神病院に入所すると、患者の行動を変えるためには、強制収容所に匹敵する拷問も使用された。好んで使用された拷問は冷水によるもので、患者の頭から冷水を浴びせたり、患者を冷水のタブ（風呂）につけたりした…患者は、板の上に縛られ、タブにつけられた（図39）。

ゲラーとハリスの著作に記された17人の事例から、いくつかを拾ってみよう。ある入院患者は、「私の宗教は、家族とは違う」と述べ、ある患者は、「自分の病気の原因は、血液、悪性の血液だ」と述べ、また、ある患者は、「今風の考え方に馴染めなかった」から病院に閉じ込められた、と述べている。パッカード（Elizabeth Parsons Ware Packard、1816〜1897年）は、「他者と相容れない宗教的信念の正当性を主張した」。シェッド（Tirzah F. Shedd）は、「偏執狂ないし心霊主義者」という理由で処罰された。ブリンクル（Adriana Brinckle）は、「浪費家でドレス狂い」と叱責された。ブリンクルの家族は、彼女の極端に希で曖昧な「罪」に対して、通常の裁判ではなく、精神異常の申し立てを選んだ…彼女は、繰り返し、家具を掛け買いしては、それを売り払ったのである。スミス（Lydia A. Smith）は、1865〜1871年の間、精神病院に監禁され、夫婦間の不均衡な力関係を痛感し、次のように述べている…「男が妻に飽きて、他の女にたぶらかされた場合、妻を精神病院に放り込むのは、たやすいことだ。クロロホルムの匂いがするベラドンナ〔訳注：ナス科の有毒植物〕を妻が手にしているだけで、その狂気を証明できる[32]。」

精神異常の場合も、子宮と脳の関係については、他の病気と同じように考えられた。たとえば、「授乳期精神病」を取り上げてみよう。医師シュレーゲル（Levinstein-Schlegel）は、骨盤内の器官が移動したことを授乳期精神病の原因とし、次のように述べている…「局部（骨盤内の子宮）の興奮が、中枢部（脳）に作用し、精神病の期間とプロセスを規定する[33]。」シュレーゲルは、他の論文のなかで、女性歌手が抱える問題を取り上げている…「子宮と交感神経系の密接な関係を考えれば、子宮の興奮が、時として、発声器官に有害な影響を与えると考えることも理にかなっている。」この見解に賛同する匿名の著者は、次のように述べている…「私の患者の数名について、この種の反射を確認している。（中略）たとえば、40歳のS婦人は、子宮に大きな線維腫〔訳注：主として線維組織でできている腫瘍〕を抱えていた。この婦人は、反射性の喉頭部痙攣を抱えており、その程度たるや、子宮内膜が興奮するたびに呼吸困難に陥るほどであった[34]。」その匿名の著者は、次のように続けている…「子宮組織と喉頭部との密接な関係は、患者が助けを求めるたびに、私の病院でアシスタントをしていた学生が、何度も何度も目撃している[35]。」

舌切除

中世の修道女と同様、19世紀の女性も、積極的に発言することは、よしとされていなかった。女性が、あえて自分の意見、感情、思想を、公の場で発言すると、その女性は非難の的となり、男好きの性癖を持つ罪深い人間だと見なされた。そのような女性には、周囲の人たちが圧力をかけ、発言を押さえつけようとしたが、それが功を奏さない場合には、舌《ぜつ》切除と呼ばれる手術が行われ、女性の口がまめらないようにされた。この外科手術は、食事は可能で死には至らないが、話すのが不自由になる程度に、舌を切除するというものだった。社会的弱者に対してなされる不当な処置のほとんどと同じように、加害者の方は、聖書の美辞麗句を援用して、自らを正当化した。たとえば、医師スコファーン（John Scoffern）は、聖書の一句「もし、右の手があなたをつまずかせるなら、切り取って捨ててしまいなさい」〔訳注：マタイによる福音書、5章30節〕を引用して、次のようにのべている。

> 罪を犯すことは、その原因である器官と密接な関係にある。それは、キリストが言われたとおりであり、（中略）もし、舌が悪言を吐くと言って譲らないならば、もはや、その舌は、自らが病気であることを白状しているに他ならない。（中略）舌切除というマイルドで末梢的な皮下手術は、心理学的手術とも言えるが…（中略）患者をクロロホルムで麻痺させ、鋭利なナイフですばやく舌（の一部）を切除する…器官（舌）の動きは、ある程度、損なわれる。すなわち、暴言を連発することは不可能になるが、穏やかな会話は十分可能である[36]。

マスターベーション

ガイ医学校の卒業生であり、のちにロンドンの聖マリア医学校を創立したブラウン（Baker Brown）は、その著作「女性の外科的疾患」の中で、「自虐（self-abuse）」〔訳注：マスターベーションのこと〕を原因とする精神異常の事例を紹介している。それによると、マスターベーションは、不健康な行為であり、虚弱、ひいては、精神異常の原因になるとされた。彼は、マスターベーションを「末梢的興奮」と呼び、それこそ、女性の精神異常の本質であると述べた[37]。彼は、マスターベーションという危険行為の代わりに、陰核切除（クリトリスの切除）の手術を勧めた。彼と同様のことを、医師ホリックも、前述した著作の中の一章「女性の病気に関する俗説」で、思春期以降のクリトリスの異常な成長について書いている…肥大したクリトリスは不道徳につながり、「しばしば、さらに悪化する傾向があるのみならず、壊疽《えそ》、菌状腫、ガンに陥ることさえある。」これに対するホリックの処置は、ヒルによる瀉血、スカリフィケーション（乱切・乱刺）、クリトリスの摘出であったが、彼は、冷水を用いる治療や、すべての刺激からの隔離をも許容した[38]。黒人奴隷を被験体とした外科的実験で有名な医師シムズ（Marion Sims）は、ブラウンの推奨にしたがい、月経困難、痙攣、膀胱炎を患う24歳未婚女性の神経的症状とヒステリーを和らげるために、その女性のクリトリスを切除した[39]。切除後、その女性は、すべての疾患が治癒し、再び、子宮不全の兆候を示さなかったと言う。女性のマスターベーションは、ブロック（A. J. Block）によって、「道徳的らい病」とも呼ばれ、スプラトリング（T. Spratling）は、女性の精神異常に対する治療は、卵巣切除以外にないとまで言い切っている[40]。

およそ1850年から1950年にかけては、「精神異常＝マスターベーション原因説の時代」であり、医療専門家は、マスターベーションが危険で不道徳かつ不健康な行為であるとして、その根絶を訴えた。しかし、これに対しては、さまざまな疑いの兆しも見られた[41]（図40）。実際、多くの少女が、各種のクリトリス切除治療を受けながらも、女性の中には、クリトリス切除は、アフリカで行われていること（すなわ

図40 マスターベーションが疑われる兆候

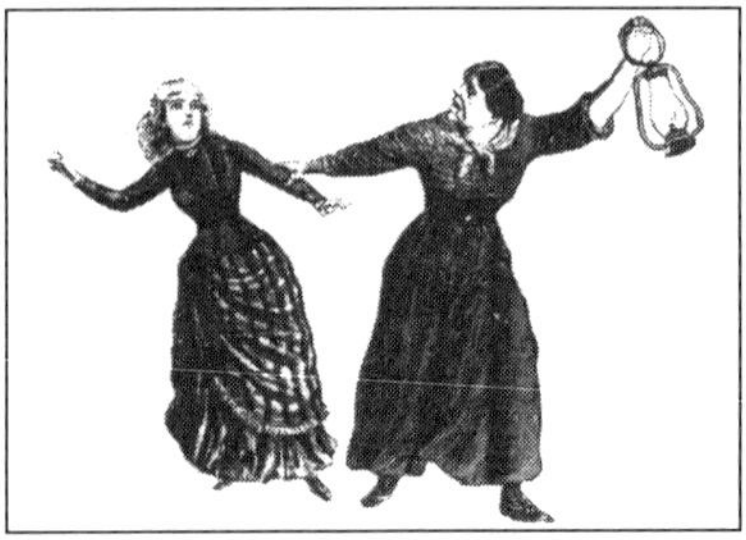

今日、ケロッグのコーンフレイクの考案者として有名なケロッグ(John Harvey Kellogg)は、19世紀、米国ミシガン州バトルクリークで保養所を経営し、人気を博した。ケロッグは、不健康な行動と過度の欲情を抑制することによって、彼の患者の健康を改善しようとした。彼は、子どもがマスターベーションをしていることを察知できる目安のリストを作成した。そのリストを、ブーローら(Vern and Bonnie Bullough)の著作「性的態度：神話と現実」から引用してみよう…「全般的な虚弱、浪費癖、発達不全、気分の急激な変化、倦怠感、不眠、精神力の不足、移り気、不信感、孤独を愛すること、内気、異常な大胆さ、見せかけの敬虔、些細なことに対する驚愕、思考の混乱、少年の少女に対する嫌悪、少女の少年に対する断固たる愛情、猫背、腰弱、間接の堅さ、脚の麻痺、不自然な足取り、ベッド上での姿勢の悪さ、女性の胸の発達遅滞、気まぐれな食欲、不自然で有害な、ないし、刺激性の物に対する好み(塩、ペパー、スパイス、ヴィネガー、マスタード、粘土、石筆、漆喰、チョークなど)、単純な食物に感じる吐き気、喫煙、顔面蒼白、にきび・吹き出もの、爪かみ、うさんくさい目つき、湿った冷たい手、心臓の動悸、女性のヒステリー、萎黄病(グリーンシックネス)、癲癇発作、おねしょ、猥褻な言語使用。」ブーローは、次のような結論を述べている…ケロッグの見解によれば、「マスターベーションの危険は甚大である。その理由は、生殖器の興奮は、強度の鬱血をもたらし、尿道の興奮、前立腺肥大(男性)、膀胱・腎臓の感染、持続勃起症(男性)、直腸の痔病・脱腸、睾丸の萎縮(男性)、精索静脈瘤、夢精、全般的疲労につながるからである。」

ち、割礼）と同じくらいに恐ろしいと感じる人も出てきた。そもそも、男児の割礼が正常な行為として受け入れられているのは、男児の性器に触れる母親が、男児を刺激し、男児のマスターベーションを慢性化するのではないかという恐れがもたらす自然な結果でもあった。

麻酔

道徳的要素と医療的要素をごちゃまぜにするという姿勢は、ゆりかごから墓場までの健康管理に深く染みついていた。だからこそ、その姿勢の根底にある思考を努力して解明し、2つの要素を分離することが求められる…少なくとも、「なぜ、ある種の態度を棄却するのが難しいのか」を検討する必要がある。棄却が難しい態度の一つは、出産時の麻酔／鎮痛の使用に関する態度であった。もっぱら、ショービジネスの世界で、化学者や歯科医や行商人に使われてきたガス（麻酔用のガス）が、初めて、医療の専門家によって使用された時、哲学的な立場から疑問が呈された[42]。

笑気ガス〔訳注：亜酸化窒素の別名で、麻酔作用がある〕は、女性の独断的・独立的行動をコントロールするためであれば、その使用は完全に受け入れられた（図41）。しかし、出産時に笑気ガスを使用することに関しては、「カルヴィン派の教父たちによって激しい非難が浴びせられた。それは、女性は、苦しんで子を産まねばならないとする聖書の教えに反するからだ[43]。」19世紀の男性医師の中には、「出産の苦痛は、人間の弱さゆえに神から科せられた罰であり、麻酔は、神が人間に経験させようとした苦痛を理解し、それに耐える能力を、人間から奪い取るサタンの陰謀である[44]」と主張する人もいた（図42）。マグナー（Lois Magner）は、次のように述べている。

苦痛には、人間、とりわけ女性が果たすべき、神から与えられた役割、すなわち聖なる役割がある。助産婦は、出産時の苦痛を緩和するという冒涜的で罪深く、自然に反する悪事に手を染めたかどで処刑された。（中略）生理学的に、苦痛は、女性に本来的に備わったものであり、出産時の苦痛によって、優しさ、女らしさ、母親としての感情などが強化される[45]。

実際、シンプソン卿（Sir James Young Simpson）が、クロロホルムがエーテルよりも麻酔薬として優れていることを見出し、それを出産時に使おうとしたが、彼は、同僚から、また「数々の道徳家」からも非難を浴びせられた。シンプソンへの非難は次のようなものであった…麻酔は、患者の「性的抑制を取り除いてし

図41　笑気ガス使用の起源

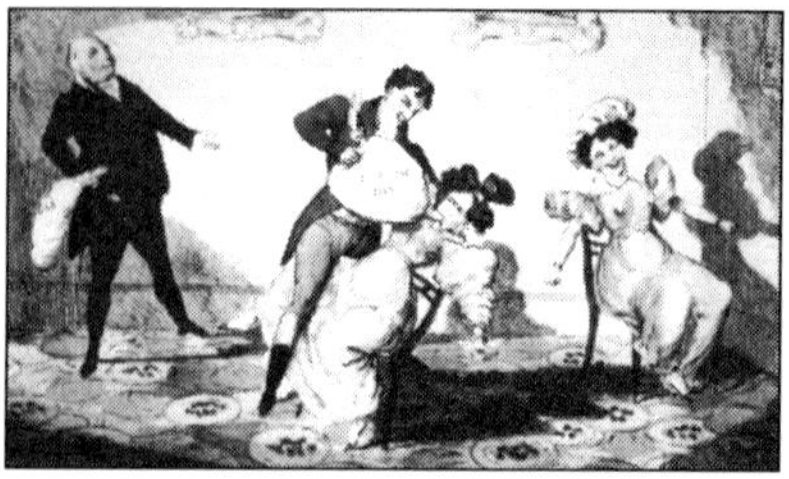

亜酸化窒素（笑気ガス）は、医療に使用される以前から、男性の客人をもてなす娯楽に使用されていた。この図は、「小言ばかり言う妻の処方箋」と題する印刷物からの引用で、ヴィクトリア朝の男性たちが、女性を従順でおしとやかにするにはどうしたらよいかを提示している｛訳注：笑気ガスを嗅がせればよいことを提示している｝。この図が描かれた約10年後には、笑気ガスが麻酔のために使用された。

図42　クロロホルムを吸引するマスク

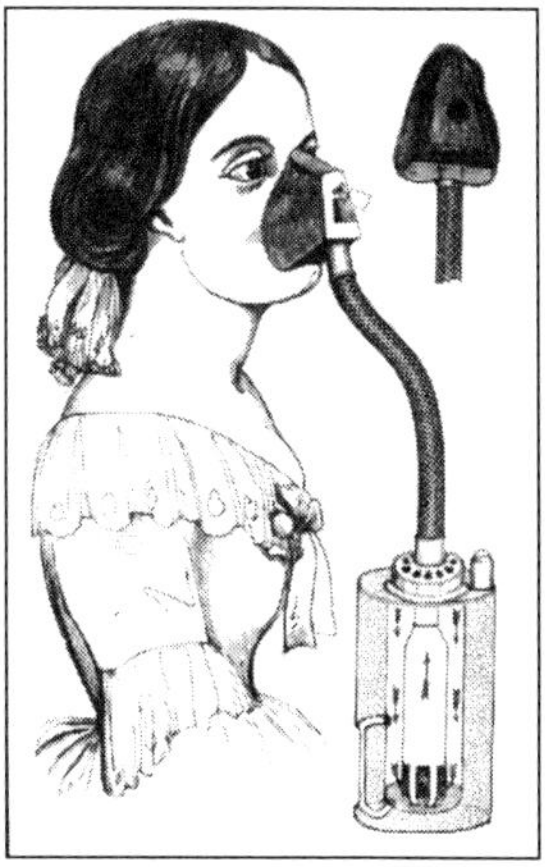

亜酸化窒素（笑気ガス）は、妻の気性を変えたい男性たちの娯楽に使用されていたが、疼痛管理（ペイン・コントロール）、とりわけ、出産の疼痛管理に広く使われるようになったのは、スノー（John Snow）がヴィクトリア女王のために、笑気ガスを使用して以来のことである。シンプソン（James Young Simpson）は、スコットランドで医学を学び、1849年に、著書「助産と外科手術における麻酔使用に対する宗教的反対論への応え」を出版した。彼は、聖書に出てくる「苦しみ」、「勤労」、「痛み」といった言葉の語源を分析した。そして、聖書の「創世記」において、神は、アダムの肋骨の一部を抜き取る前に、アダムを深い眠りに落としたことに注意を喚起した。さらに、彼は、天然痘ワクチンのように重要な医学的発見も、発見当初は、魔術のように見られたことを指摘している。図42のようなマスクを用いて麻酔による昏睡状態になることが許容されるならば、子宮による出産は、肺による出産と区別できなくなるのではないか{訳注：出産が身体のどこからなされたかは、どうでもよくなるのではないか}、とシンプソンは問いかけている。

まい、分娩室を（中略）ほとんど聞くに堪えない猥褻な会話で汚染し、通常の苦痛をオルガスムに変えてしまう[46]。」しかし、シンプソンは賢かった。彼は、聖書の中に、麻酔の使用を擁護する箇所を見出したのだ。彼は、聖書の「創世記」3章14－19節を引用して反撃した。

出産時の苦痛を和らげてはならないと、聖書に基づいて、良心的に主張する医師がいるならば、それらの医師は、同じく聖書に基づいて、かつ、良心的に、人間の死を防ぐために彼らの職業的技能を使うのもやめなくてはならないことになる。なんとなれば、聖書には、「汝は塵（ちり）なれば、塵に返るべし」と書いてあるからだ〔訳注：聖書「創世記」には、人間は、神が、土の塵からつくったと書かれている〕。

また、シンプソンは、「苦痛（sorrow）」のヘブル語起源は、いわゆる「痛み（pain）」ではなく、「努力、苦労、勤め」という意味であることを論じた。

ヘブル語の「出産」は、そもそも下等動物の出産を意味しており、（中略）人間の出産の特徴は、その達成のために、大いなる「努力、苦労、勤め」を必要とすることである。麻酔の使用は、決して、そのような「努力、苦労、勤め」をやめさせたり、廃棄するものではない。麻酔は、麻酔がなければ生じたであろう筋肉収縮・筋肉活動に伴う肉体的な痛みと苦しみを除去するのみである[47]。

さらに、シンプソンは、天然痘ワクチンを始め、多くの科学的発見が、当初は、宗教的理由で批判にさらされてきたことを指摘するとともに、再び、聖書を引用して、「人間に対して行われた最初の外科手術は、神が、まずアダムを深い眠りに落とした後に、眠りに落ちたアダムの肋骨（の一部）を取り出したことだ」

と述べている。「この聖書の一節は、創造主（神）自身が、アダムを眠りに落とすことによって、ただただ肉体的な痛みに耐えねばならない状況を回避した決定的な証拠である」…このように、シンプソンは、賢明な聖書解釈を援用して、将来の外科的無痛法への道を開いたのだ。

第8章 20世紀の子宮

月経のメカニズム

科学革命と産業革命の後、現代医学の2つのテクノロジー、すなわち、麻酔・鎮痛と感染対策という2つのテクノロジーは広く受け入れられていった。では、子宮は、外部からの妨害を受けることがなくなり、また、痛みからも解放されたのだろうか。しかし、話は、それほど単純ではなかった。

男性医師の本流は、もっぱら子宮内膜の解明に取り組んだ。ロエベとランゲ（S. Loewe and F. Lange）は、1926年、ステロイドホルモンとそれが生殖機能に果たす役割に関する彼らの研究を出版した。その2年後、ツォンデック（B. Zondek）が、妊婦の尿の中に、大量のエストロゲンを発見した[1]。1929年、ドイツのブテナント（A. F. Butenandt）と米国のドイジー（E. A. Doisy）の両名によって、エストロン｛訳注：エストロゲンの一種｝が分離された[2]。それに続いて、コーナーとアレン（G. W. Corner and W.

M. Allen）が、論文「黄体の生理学：黄体摘出による特殊な子宮反応（月経前期増殖）の生成」を、米国生理学誌に発表した。２つの女性ホルモン、すなわち、エストロゲン（卵胞ホルモン）とプロゲステロン（黄体ホルモン）の発見によって、月経は、もはやミステリーではなくなり、月経時の出血も異常なことではなくなった…専門用語を使うならば、出血は、エストロゲンとプロゲステロンの分泌の変化に依存する複雑な周期的出来事と言える。月経は、一定期間を経過して、子宮内膜の機能ゾーンが子宮から分離され、流出されるときに起こる。実に、単純明快である…悪い血液も、子宮に潜在する有毒物質も、存在しないのだ。

　これだけの知的啓発があれば、女性は、古代以来の呪縛から自由になれたと思うかもしれない。しかし、西洋社会は、古い月経の観念を維持し続けたのだ。たとえば、セクシャル、ノンセクシャルを問わず、月経期間中の女性の行動に関するタブーは、なかなか定位置を譲らなかった。また、月経は、依然として、病気と見なされ、上品な社会では、軽々しく口にすべき言葉ではなかった。「女性の健康と病気に関する勧告」の中で、医師テーラー（W. C. Taylor）は、次のように述べている。

> われわれは、月のものを、不健康な時期として、つまり、通常の仕事を停止したり変更する時期として、あまりにも重要視すべきではない。（中略）しかし、ひと月のこの時期には、時と場合によらず、長時間の散歩、ダンス、ショッピング、乗馬、パーティなどは避けるべきであろう[3]。

　さらに、医師ホール（Winfield Scott Hall）は、著書「性に関する知識」の中で、次のように助言している。

月経の週には、すべての激しい運動は避けるべきである。（中略）この期間、少女は早めに帰宅し、場合によっては、1～3日、学校を休み、精神状態を和らげ、休養と睡眠の時間を余分にとるのがよい[4]。

後に見るように、20世紀の特徴は、子宮に対する極端かつ異常なまでの関心であり、それは、避妊、妊娠中絶、帝王切開、不妊、ホルモン補充療法、閉経後子宮摘出、月経前症候群の治療などをめぐる議論に反映されている。このような議論の中では、子宮を持たざる多くの人々（男性）が、あたかも他人（女性）の子宮を所有しているかのように意見を主張し続けた。しかし、こと妊娠に関しては、もっぱら子宮とその所有者のプライベートなこと〔訳注：プライバシーには夫も含まれる〕であるべきとされた。このように、寝室から分娩室に至るまで、男性支配の社会は、子宮という身体器官に対して政治的権力を行使し続けたのだ。もし、女性が、子宮と精液の間に物理的障壁を置きたいと願った場合、その障壁が、膣に挿入された子宮頸部の障壁（子宮頸管キャップ）であろうと、あるいは、男性が装着する障壁（コンドーム）であろうと、法律的に非合法、ないし宗教的には不道徳とされた。

米国・オランダ・ドイツ

米国で、最も率直かつ的確な発言をした20世紀の改革者は、サンガー（Margaret Sanger）であった。サンガーは、看護婦を職業とし、同時に、生殖に関する自由のために戦う戦士でもあった。しかし、彼女は、避妊を擁護する著作「女性の反逆」を出版後、逮捕されてしまう（図43）。彼女は、何度も投獄されたが、ある裁判で、次のような抗弁を行った。

子育ては、女性のとって最大の責務であるとする現実に対して、働く女性たちの関心を高めるために、私がとった方法に、多くの人々は共感しないし、それを容認もしないことを、私は認識している。多くの人々は、私に言う…「〝女性の反逆〟は悪書であり、粗暴である…それは、扇情的で、ヒステリックだ…それは、種々の問題をごちゃまぜにしており、挑戦的、かつ、過激すぎる。」これらすべての告発に対して、私は「有罪」を覚悟せざるを得なかった[5]。

米国以外の国々では、子宮の扱いは米国よりは、ましだった。たとえば、第一次世界大戦のさなか、オランダの政府官僚は、米国よりもリベラルな姿

図43　エジプトを訪れたサンガー

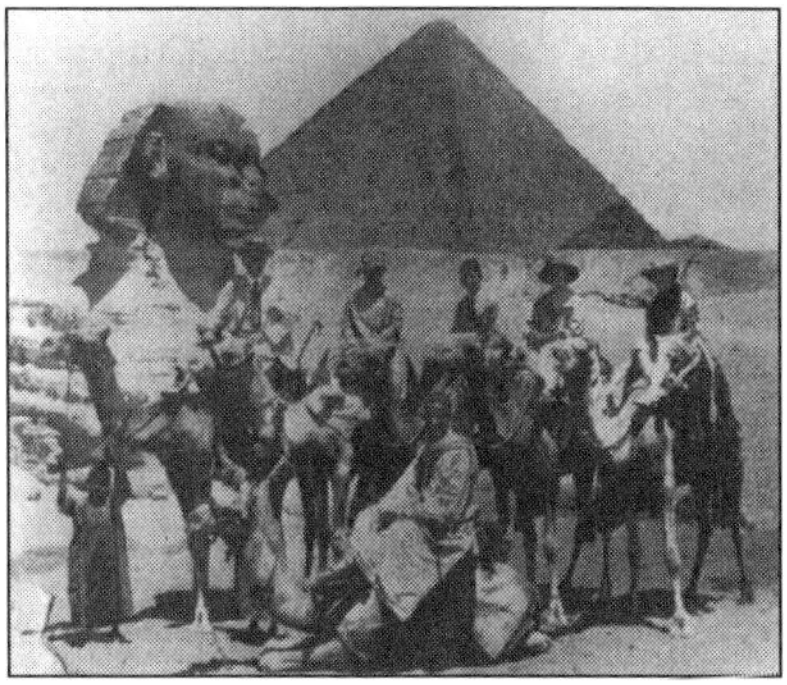

マーガレット・サンガーは、日本に招待され、人口抑制に関する講演を行った後、エジプトを旅行した。旅行中、彼女は日記をつけ、避妊方法の文化比較を書き残した。彼女は、古代エジプトとは違って、1922年のエジプトでは、トトのろう人形は使用されていないことを見出した。（サンガー（中央の女性）は、「大胆にも」裸の子牛（ラクダ）にまたがっている。）

勢で、また、（避妊を是認していた）オランダ新マルサス主義委員会の援助もあって、避妊がなされない地域やOB/GYN情報〔訳注：OB/GYNは産婦人科OBstetrics and GYNecologyの略〕が不足している地域の分析を行っている。その分析に基づき、国を24区画に分割し、各区画に看護婦を派遣し、必要に応じて、避妊用ペッサリーを配布した[6]。この試みについて、チェスラー（Ellen Chesler）は、「いかに小規模な政策であったとしても、婦人科学・産科学の健康問題に対する貢献を明示したし、わが国の母子死亡統計の優秀さを広く知らしめた」と述べている[7]。

ナチス・ドイツでは、第二次世界大戦まで、子宮をコントロールする独自の方法が唱道された。すなわち、「3K：Kirche, Kinder und Küche」（教会・子ども・家庭）の旗のもとに、第三帝国の科学的人種主義は、人為的選択による進化のコントロールをもくろんだ。ヒトラーは、すべてのドイツ女性の子宮が妊娠することを奨励し、多産の女性には報奨金を支払った。「Lebensborn（生命の泉）」と呼ばれた福祉プログラムは、「価値ある人種」であるすべての女性に出産を奨励し、人種的条件を満たす人たちには、出産看護、保育などの福祉サービスを提供した。

以上とは対照的に、ナチス・ドイツでは、断種法廷が設置され、生殖が不適当な人を決定した。断種の典型的な方法は、卵管結紮《けっせつ》〔訳注：卵管を閉じて結んでしまう手術〕であった。ベルリン大学女性クリニックの教授ワグナー（G. A. Wagner）は、次のように述べている。

この法律によって、精神的欠陥のある女性から子宮を「全面」摘出する方途が可能になることを、私は支持する。なぜならば、部分摘出であれば、女性は、（妊娠を考えずにすむ）男性を誘惑するため、淋病になる可能性が高くなる。（中略）そうなると、今度は、女性から他の男性へと淋病が感染する。（中略）そして、優れた遺伝形質をもつ他の女性にも感染し、不妊にしてしまう[8]。

多くの実験を経て、ナチスの強制収容所の医師たちは、放射線による断種プログラムを実行するに至った。彼らは、ユダヤ人女性の子宮に多大の放射線を照射したため、女性たちは外傷や内部組織の壊死（えし）に苦しんだ。放射線の照射後、医師たちは、外科的に卵巣を切除し、胚物質が除去されたかどうかを確認した。

避妊と中絶

第二次世界大戦の終了後、子宮には、ひと時の休息が与えられた。米国では、「家族計画」という言葉が、社会的語彙や医療的語彙の一つになり、多くの州で、処罰を気にすることなく、避妊用ペッサリー、コンドーム、殺精剤〔訳注：精子を破壊する薬剤〕を購入できるようになった。

1960年代までは、米国人女性の子宮の約3分の1はペッサリーによって保護されたと推測されるが、その信頼性は100%ではなかった[9]。ところが、幸いなことに、この頃までには、避妊用ピルと避妊リング（IUD）が、併発症の危険があるとはいえ、選択可能な避妊手段になりつつあった。とくに、1963年にピルが販売されたときには、多くの女性の子宮が、安直な実験研究と未熟な人工中絶手術から救われた。ピルという小さなステロイド剤がもたらした自由は、比類なき反響をもたらしたと言える。子宮と子宮頸管は、グリニッジ・ヴィレッジからヘイト通りまで〔訳注：東海岸から西海岸まで〕、喜んで飛び跳ねた。子宮の所有者である女性たちは、都会に出てダンスに興じ、あるいは、ベトナム反戦運動に参加した（かつて、ダンスは、ヒステリー、精神錯乱、狂気とみなされていたが、そこから大きく様変わりした）。

１９７１年までには、ピルに比べて、ペッサリー（避妊用リング）を使用するカップルは、ずっと少なくなっていた。このペッサリーからピルへの選択シフトは幸運であった。というのも、クロ・フレックス（Kuro-Flex）というペッサリーの1％に、リングに小さな穴があいていたことが判明し、１９７７年5月、８６，０００個のクロ・フレックスがリコール（製品回収）になったからである[10]。もし、このペッサリーの事件が起こったときに、まだ、ピルが販売されていなかったとしたら、事件の波紋はもっと大きかっただろう。

法律も変化した。ロー（Jane Roe）の事例を見てみよう。１９７２年、彼女の子宮が子宮内膜を増殖させ、流し出すことができなくなったとき、彼女は、再び妊娠したことを知った。しかし、彼女は、出産までの9ヶ月間にわたる生活の変化を望まなかった。彼女が相談した2人の弁護士は、「ローのように妊娠を望まない（が、すでに妊娠してしまった）女性には、プライバシーの権利があり、合法的に妊娠中絶する権利がある」ことに同意した。言うまでもなく、これは、新たなる社会的不安をもたらした…それは、伝統に反して、女性が、自らの身体をコントロールすることを意味したからである。しかし、２人の弁護士は、ローの立場を弁護した結果、１９７３年1月22日、つぎのような米国最高裁判所の歴史的判決を勝ち取った。

プライバシーの権利は、女性が妊娠中絶をするか否かを決定する権利を含むまでに、広く認められねばならない。（中略）中絶に関する決定は、妊娠した女性本人と彼女の医師だけがなし得る[11]。

人種差別

このように、避妊と中絶が合法化されると、子宮は、他の社会的テーマとも対峙することになった。そのテーマの一つは、階級格差である。たとえば、上流ないし中流階級の女性は、さまざまな個人的理由や職業的理由から、子どもの数を制限したいという希望を持っていた。その一方、労働者階級の女性や少数民族の女性は、大家族を望ましく思っており、妊娠を繰り返す傾向があった。国会議員は、結局、いかなる子どもであっても、その医療と食料に最終的責任を負うのは国家であるから、後者（多産な女性）の子宮をコントロールすることを欲した。

その結果として、多産な女性の出産率を抑えるために、多くの政治的手段、場合によっては、強制的な手段が採用されることになった。そのユニークな手段の一つが、ノープラント（合成された黄体ホルモンのカプセルを女性の腕の皮下に埋め込むことで避妊効果を得る避妊法）という手段である。この手段によって、ある期間、一定量の抗排卵ホルモンを放出させ続けることができる。この自動的なホルモン放出によって、定期的なホルモン投入を忘れる危険性を回避できるし、同時に、経済的ないし習慣的な理由で、年に数回の処方をしないことから来る危険性も回避できる。ノープラントの効果は、約5年間、持続するが、皮下への埋め込みや交換は、医師によってなされねばならない。

ノープラントやそれと類似の方法には、上記のような長所があるにもかかわらず、それが、特定集団（貧困な労働者階級、福祉受給者、黒人、ラテン系民族など）にだけ使用されるため、あまりにも明らかな差別的メッセージをも帯びている。そのメッセージとは、「〝あなたたち〟の生殖をコントロールしたい。しかし、〝私たち〟の方法とは別の方法で」というメッセージである。これは、子宮の問題が、人種差別のテーマに結びつくことを示している。

閉経と子宮摘出

子宮が子宮内膜を流出させるサイクルが長くなると、閉経周辺期〔訳注：閉経期が近づいているために月経周期が不定期になる時期〕が始まったとされる。約10年にわたる閉経周辺期のプロセスは、ゆっくりと進行し、最後の2〜3年は、ヒステリーを伴うようになる…ただし、約40%の女性についてのみ。しかし、この大きな変化は、単に、恐れの対象であるだけではなく、社会的な不名誉を意味する場合もある。ヴァイデガー（Paula Weidger）は、次のように述べている…「母親であることは神聖なことであり、多産は貴重なことであるとの信念が強い人ほど、閉経を、望ましく価値ある人生の破滅的終局と考える傾向がある[12]。」

閉経に対して広く行われている治療は、子宮摘出である。その典型的シナリオが、シーヒィ（Gail Sheehy）

の著作「沈黙の季節（The Silent Passage）」の中に登場する…「閉経周辺期にあるが、それに気づいていない女性が、医師を訪れ、ひどい出血があったことを報告した：「これは〝変化〟（the Change）ですか？」と女性は尋ねた：医師は、こう答えた：〝変化〟にしては、あなたは若すぎる：でも、D&C（子宮内容除去）をした方がよいでしょう、と。…[13]」しかし、大量の出血は止まらなかった。それは、閉経周辺期に普通に見られる現象ではあったが、医師にとっては、悩んでいる患者に、あえて話すようなことではなかった。その女性は、再び医師を訪れたが、医師は、「D&Cのやり方を変えてみましょう」と言った。しかし、2度目、そして、3度目のD&Cも、うまくいかなかった。そこで、医師は、子宮摘出が必要との見解を示した。摘出手術とともに、その女性の閉経は完了した。彼女の身体は、通常10年くらいかかる緩やかなプロセスを、2~3年で済ませたのだ。

このように、今では、閉経も、月経や出産と同様、医療化されている…それが、閉経という通過儀礼の現代風のやり方なのだ。これは、「進歩」と言えなくもないが、代償もある。卵巣切開（卵巣の除去）は、子宮摘出と同時に行われるので、女性の体熱感（ほてり）は急激に訪れる。外科的閉経は、自然の閉経とは異なり、一時的中断のない激しく、急速な閉経である。したがって、ホルモン補充療法を施さないと、骨密度が通常よりも大幅に粗となる。また、膣の粘膜が薄くなり、性交は、痛みを伴う不快なものになる。

閉経周辺期にある女性の子宮摘出の可能性について、医師と患者が語り合う時、両者の力関係と知識格差によって、一種独特の言い回しが用いられる。以下に、その典型例を紹介しよう。まず、患者（身体と子宮の所有者）が、医師（力と知識の所有者）に、「なぜ、子宮摘出を勧めるのか」と尋ねる。すると、医

図44 魔女のイメージと閉経後の女性

ゴヤ（Francisco de Goya y Lucientes）の版画集「気まぐれ（Los Caprichos）」の68番目の版画

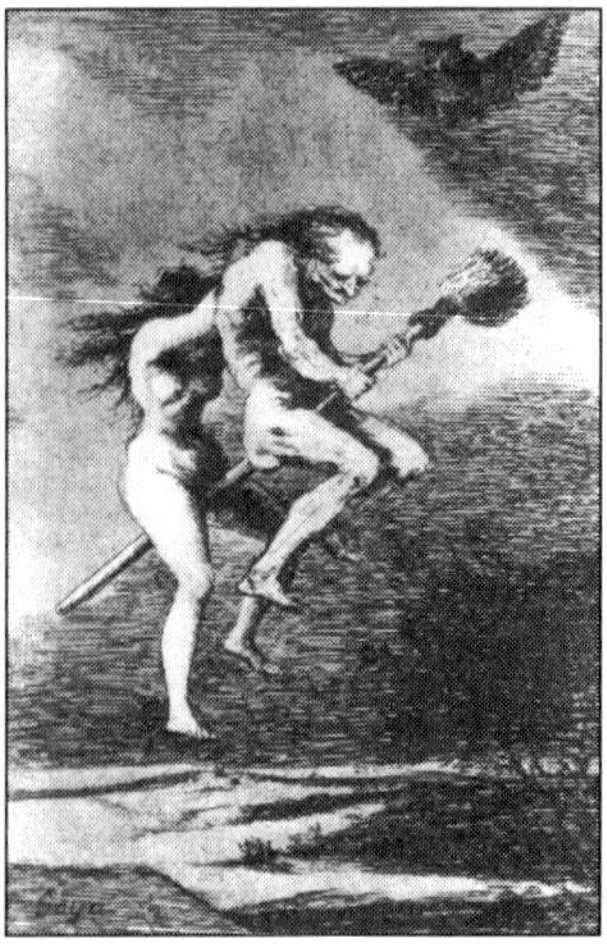

魔女と閉経後の女性には共通点が多い。たとえば、両者とも歯を喪失したため、顔が縦向きに縮んでいる；唇が歯で支えられていないので、顔の表情が不機嫌に見える；頸部と胸部の骨粗鬆症《こつそしょう》によって、首の椎骨が短くなっている；小さな圧迫骨折によって、高齢女性や魔女の特徴である「猫背」になっている；さらなる胸部の圧迫骨折によって、前後方向の脊柱後湾、すなわち、「亀背《きはい》」になっている。腰部が変形性関節炎になると、歩行が困難になり、足を引きずったり、杖をつかねばならなくなる。呼吸器官の狭窄による声帯の変化は、発声をぎくしゃくにし、スムーズな話しかたをできなくする。魔女も閉経後の女性も、乳房が垂れ下がり、頭髪を失っている。

しばしば、魔女は、自然、繁茂した草木、肥沃、成長･復活、セクシャリティ等と結びつけられる。しかし、宗教哲学が展開されるにつれて、魔女は、男性の性的不能をもたらすと責められるようになったり、あるいは、不倫の原因と見なされたりするようになった。また、魔女は、生身の男性では満たせないほどの性的強欲をもつとされた。おそらく、セクシーで魅力的な魔女というイメージは、あまりにも危険すぎたのだろう。魔女を描いた美術作品の多くは、醜く、嫌悪感をもよおす老女を描いている。「魔女」と「老女」との結びつきは、「hug」（意地の悪い醜い老女）、「crone」（しわくちゃな老女）、「crow」（死神のシンボル）といった言葉遣いに現れている。

師は、次のように答える…「あなたの子宮は少々疲れているようだから」、あるいは、「もう子宮は必要ないでしょう」、あるいは、「もう子どもをつくらないのに、なぜ子宮が必要なのですか?」、あるいは、「もう出血に悩まされることはないのですよ」。これらの言い回しは、子宮をあたかも一人の人間であるかのように見なしているか、あるいは、子宮（という人間）は、妊娠しないのならば、もう不必要だと言っているのだ。また、この言い回しは、「出血のわずらわしさは、医師が何もしなくても、じきになくなる」という自明の事実には触れていない。そもそも、閉経という言語表現には、女性の生涯を「閉じる」という軽蔑的トーンがにじんでいる。なぜ月経が休止したのかを表現するときにも、卵巣の「不全（failure：失敗）」という用語が用いられる…「引退（retirement）」や「閉鎖（closure）」といった用語は用いられない（図44）。

産みの苦しみからの卒業

以上から、少なくとも言えるのは、われわれが、「神がイヴを罰するために産みの苦しみを与えた」という昔のパラダイムを卒業したということだ。優生学者のジェフリーズとニコルス（B. G. Jeffries and J. L. Nichols）が、彼らの著作「安全な助言（Safe Counsel）」、「実用的優生学」の中で、次のように述べたのは、100年前である…「閉経の最もありふれた兆候である精神的混乱は、…（中略）数週間で終わるかもしれないが、場合によっては、何年も引きずるかもしれない[14]。」また、「性に関する図解百科事典」の著者が、以下のように述べたのは、わずか50年前のことである。
生殖器官のかゆみは、耐えられない興奮と熱っぽさとともに生じる。（中略）それは、しばしば肉欲的な感情を伴い、その感情は非常に強いので、夫婦のセックスによって沈静されなければ、激しいマスターベーションが行われる。医師ヒルシュフェルト（Magnus Hirschfeld）は、かき乱されるような性的興奮によってニンフォマニア（色情症）になった女性たちの事例を報告している[15]。

では、閉経を前に「激しいマスターベーション」を行わざるを得なかった女性は、その後、どうなったのだろうか…生き延びることはできたのか？そもそも、ニンフォマニアとは、どのようなものなのだろうか？さらに、より重要な点として、閉経のあり方は変化したのだろうか、また、閉経に関するわれわれの理解は変化したのか？「子育てだけが、社会の中で女性が遂行する価値ある役割であるから、女性は、その役割の喪失を悲しむしかない」と考えるのは、あまりにも単純である。同様に、「もし女性が、かゆい部位をかいたり、まともな手段で性的欲望を満たしたりすることができないならば、女性は、欲求不満の状態に陥るしかない」と決めつけるのも単純すぎる。

現代の生理学が指摘する閉経の特徴、すなわち、「熱い」ほてりと膣の「乾き」は、皮肉にも、かつての体液理論が主張した女性の特徴、すなわち、冷たく湿っているという特徴の逆である。ホルモン補充療法は、女性を冷たくし、湿らせる方途ではあるが、すべての女性が、この解決策を望むわけではない。女性によっては、閉経は、非生殖的、非生物学的な価値を見出せる新天地への通路であり、子宮摘出は、運命ではなく、新しい人生を切り開く契機となるのだ。

テクノロジー

20世紀が終わりに近づくにつれて、女性の健康問題は、さまざまな新奇なテクノロジーと関係するようになった。もはや大衆文化の一部になった「医療上の選択」が、映画「魔法使いの弟子」さながらに自己増殖し、想像の世界に押し寄せる。今や、若い女性にとっての生殖は、化学物質によってコントロール可能となり、子どもがほしくなければ、卵管結紮という手段もある。たとえ、「自然分娩」を望む女性であっても、場合によっては、人為的な胎児モニターを利用しなければならないかもしれない…そのような女性も、医療化された環境の中で分娩するのだが、分娩の瞬間には、医療のイの字も浮かばないように仕組まれている。

同様に、出産時の子宮収縮があまりにも痛いことが予想される場合には、笑気ガス、硬膜外ブロック〔訳注：脊柱管の壁と脊髄の被膜の間に麻酔薬を注入すること〕、鎮痛剤の組み合わせによって、痛みを緩和できる。レビット（Judith Walzer Leavitt）が、20世紀の初めに、その著作「出産と麻酔：半麻酔状態をめぐる論争」で述べているように、スコポラミンとモルヒネを注射すると、女性は、出産の痛みをコントロールできるようになる（実際には、入眠しているのだが）。さらに、レビットは次のように述べている…女性が望んでいるコントロールとは、医師ぬきのコントロールであるが、「産科学的技術の進歩を受けて、多くの医師は、自らの判断で治療法を決定する権利と義務を保持したいと思っている。（中略）医師は、自分自身の決定ではない方法が、見境なしに採用されざるを得なくなることを嫌っている[16]。」レビットは、「入眠状態にすることは、女性のコントロールを増大させるのとは大違いで、むしろ、女性にとって、自らの身体を遠い存在にしてしまうだけだ」とも主張している。

スコポラミンとモルヒネの使用をめぐるパラドックスは、帝王切開への賛否にも表れる。帝王切開で出産した多くの女性は、出産プロセスの全部を見ることができるため、出産に対して、通常の出産よりも大きなコントロール力をもったように感じる。しかし、女性の出産に対するコントロールは、帝王切開の決定者がだれであるかにかかっているはずだ。実際、帝王切開が必要であるか否か、また、必要だとしてもどのタイミングで帝王切開が行われるべきかは、すべて医師によって決定される。したがって、事実上、女性は何のコントロール力も持っていないという考え方も可能である。また、進化論的な見地から見ると、帝王切開が日常化すれば、骨盤出口をもたらした自然選択は、もう起こらないかもしれない。だが、他方では、もし帝王切開がなければ、胎児の頭が大きすぎて恥骨弓〔訳注：骨盤の恥骨結合部で左右の恥骨下枝がつくる弓状の部分〕を通過できないために、出産で死亡するかもしれない女性は、疑いなく膨大な数にのぼるだろう。

子宮の生理的メカニズムを変える化学的・機械的・外科的方法を見ると、いかにも、自然に対するテクノロジーの勝利のように見える。しかし、これらの方法が、ダーウィン主義的に、どのような効果をもたらすかは、今後の課題として残されている。一方で、われわれは、自分たちの生活をよりよくするためにテクノロジーを擁護するが、他方で、われわれの身体に関する文化的共通理解を、ある程度失うことにもなる。「われわれは、医療化された文化を受動的に受け入れるだけの存在になるのではないか」…これが、われわれが直面するリスクである。医師がテクノロジーをコントロールするならば、テクノロジーが進歩するにしたがって、われわれの選択の幅は狭くなってしまう。もし、医学教育が、個々のテクノロジーばかりに目を奪われ、月経による汚染、コントロール不可能な性的欲望、多産性を肯定する価値観などに関する神話（何世紀も続いた神話）と対峙しなければ、われわれの受動性は深刻なものになるだろう。

第9章
ポスト近代の子宮

昨晩、ふと気づくと、帝王切開をした日のことを思い出していた。帝王切開は、赤ん坊を産んでいることを実感させる。私は、子宮に手をもっていったことを覚えている。赤ん坊が頭をつかまれ、切開部から取り出された時、ヨセフ先生は、子宮の一番上を押さえていた。おそらく経膣分娩では味わえない興奮、躍動感、達成感を味わうことができた。しかし、経膣分娩で、出産するのは母親であるが、帝王切開では、本当に出産するのは産科医である。

ハリソン（Michelle Harrison）「A Woman in Residence」より[1]

子宮の未来

ハクスリー（Aldous Huxley）は、1931年の著作「すばらしい新世界（Brave New World）」の中で、読者を600年後の未来にいざなっている。その未来では、試験管で、1個の卵子と1個の精子を受精させ1個の胚をつくり、それからなんと96人の人間をつくり出せる…まさに大量生産の原則が生物学に応用されたのである。そして、社会は、アルファ、ベータ、ガンマ、デルタ、イプシロンという5つのグループの人間で構成されており、それぞれのグループには、予め定められた知性が与えられている。また、各グループには、パブロフ流の条件づけが施され、特定の行動を強化したり、特定の行動を回避するように刺激-反応パターンが植え付けられている。小説のあるくだりで、住民の支配者が、「胎児をもつ母親が、どういうものなのかを忘れるな」と叫ぶが、だれにも通じなかった。632年後の未来には、もう子宮は不要になっているのだ。

20世紀の終盤、子宮は、胎盤の現象から脳の現象に移り、その後、再び、胎盤の現象に戻った（図45）。「母親の窒息死」という古代の概念は、それと同じくらい奇妙な概念で置き換えられている。たとえば、出産予定日より前に陣痛なく拡張し、しばしば流産か早産をもたらす子宮頸部を指す「頸管不全」、閉経の代名詞として用いられる「卵巣不全」、正規の医学用語ではないが、医療で対処できない行動に対して日常的に用いられる「卵巣細動」等の概念で置き換えられている。今日でも、類似の病歴をもった男女が、胸部の痛みで救急処置室に運び込まれても、男性に比べて、女性の方が心因性との診断が下されやすいし、出

図45　静止した子宮

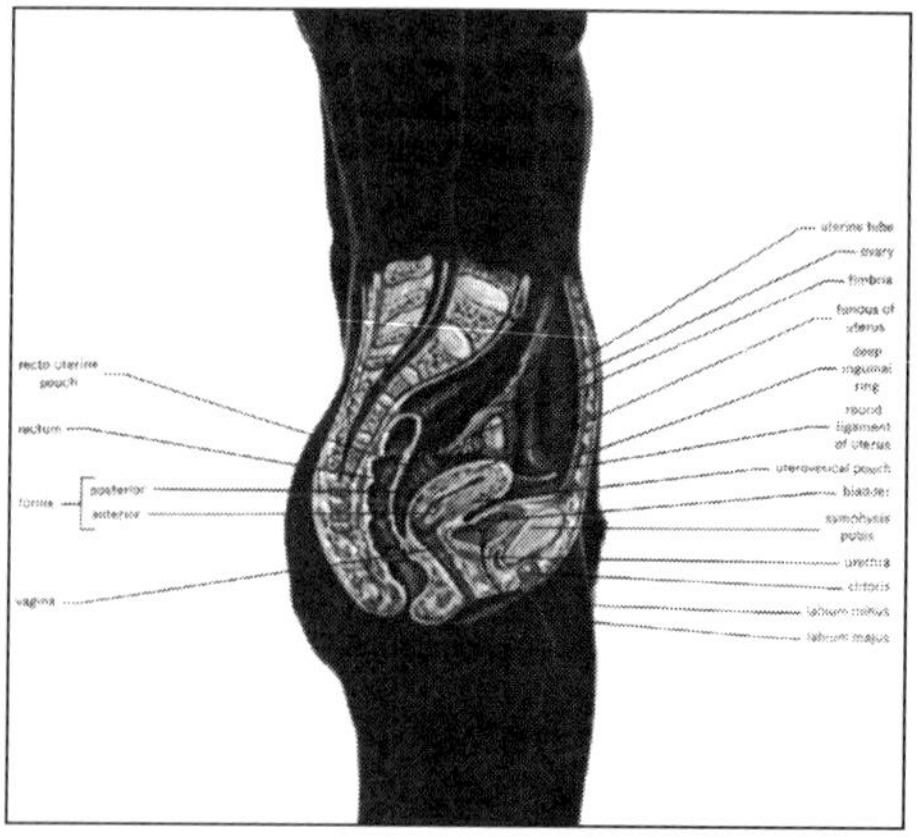

図中の部位

左側

rectouterine pouch　直腸子宮窩

rectum　直腸

fornix　円蓋

posterior　後膣円蓋

anterior　前膣円蓋

vagina　膣

右側

uterine tube　卵管

ovary　卵巣

fimbria　房状へり

fundus of the uterus　子宮底

deep inguinal ring　深鼠径輪（しんそけいりん）

round ligament of uterus　子宮円索

uterovesical pouch　子宮膀胱窩

bladder　膀胱
symphysis pubis　恥骨結合
urethra　尿道
clitoris　クリトリス
labium minus　小陰唇
labium majus　大陰唇

もはや、子宮は、「動物の中に住む動物」ではなくなった。子宮は、自らの意思にしたがって体内を動き回る動物ではなく、骨盤腔《こつばんくう》の内部に定位された安定的システム（受動的システムではあろうとも安定したシステム）と見なされるようになった。「ヒトの解剖学と生理学」を書いたシルバーシュタイン（Alvin Silverstein）が述べたように、7-8ポンドの胎児が、妊娠していない通常のサイズだと、小さな西洋ナシと同じくらいの器官（子宮）の中に収容されているのは、驚くべきことである。その数年後、「解剖学と生理学の原理」を書いた3名の著者（Gerald Tortera、Gerald Anagnostakos、Nicholas Anagnostakos）は、「子宮こそ、月経、受精卵の着床、胎児の発達、出産等々が生じる場所である…」と述べている。1992年、マルティーニ（Frederic Martini）は、その著作「解剖学と生理学の基礎」の中で、「子宮は、発達中の胚を物理的に保護し、胚に栄養を補給する」という一文を書いている。以上の限られた記述だけでも、なぜ、出産可能な期間を過ぎた女性に対して、医師が、「もう必要ないでしょう」と、子宮摘出を勧めるのか、その理由を知る手がかりになる。

産やセックスの経緯が問題にされやすい。

かつて、医師は、病的な腹部の筋肉運動が、分娩中の子宮の機能を妨害すると考えていた。そして、その後遺症が妊娠中毒症であるとされていた。このような考え方の背後にある理論は、「女性の身体が、外来タンパク質を抑制するのと同じくらいの激しさで、出産中の子宮に反抗する」という理論であった。これを、フランクール（Robert T. Francoeur）の表現を借りれば、次のとおりである。

女性の子宮は、前に押し進んで、形状も、楕円形から球状に変化する。しかし、腹部筋肉の緊張が、この形状変化を妨げ、痛みを増し、出産時間を長くする。それがもたらす妊娠中毒と痙攣は、腹部筋肉による圧迫が、子宮と胎盤の血流を減少させることに起因する[2]。

妊娠中毒に関係する症状を緩和するためには、さまざまな治療法が提起されている。たとえば、妊娠は、侵襲的で異常な営みと考えられ、生理的圧力を減じる努力がなされた。ここで登場したのがバースエズ（Birthezz）である。バースエズとは、ガラス繊維製の半球で腹部を覆うボディスーツである。その使用者は、半球部と真空掃除機を連結し、スーツ内の圧力を下げることによって、子宮内部の空気圧を変化させることができる。これを、20分間、週に3回行う。その効果は、発明者である医師ヘインズ（Ockett Heyns）によって情熱的に語られている。彼の説明は、次のとおりである…妊娠の後期3ヶ月、胎児は胎盤より急速に成長するので、心臓が、それ以前ほど容易に往復運動をできなくなる：そこで、子宮を超酸素化することによって、子宮内にいる胎児の心臓機能を改善するばかりか、ＩＱを高めることもできる。ヘインズの説明は、完全に証明された訳ではなかった。しかし、ヘインズの説明の正確さにもかかわらず、バースエズは、将来の赤ん坊の行動をよりよくするために子宮の環境を変化させようとする初期の試みであった。

超音波画像

バースエズは、母親よりも赤ん坊への注目度が高まる傾向のはしりに過ぎなかった。その行き着く先は、子宮、すなわち、一つの器官が、その所有者、すなわち、一人の人間よりも優越することであった。たとえば、子宮内テレビは、泳ぎ、運動する胎児、苦痛さえ感じることのできる胎児を、かいま見せてくれる。この超音波による侵襲は、「一人の人間であること」を認識する境界線を後退させる（過去に遡らせる）という予期せざる結果をもたらす。この「一人の人間であること」という概念は、中絶権をめぐる最近の論争にとって重要な概念であるが、同時に、その意味する内容は文化によって異なっている…儒教のように、家族や社会までをも射程に入れた広範な概念から、出産時の胎児の「生命」にしか注目しない極端に狭い概念まで、さまざまな文化差がある。

「生存能力」もまた、曖昧な概念である。妊娠約5ヶ月で生じる胎動は、生命の始まりであると考えられている。また、最近では、聴診器によって胎児の心拍を増幅して捉えることにより、生命の始まりが1－2ヶ月早くなりつつある。さらに、光ファイバーが、画像化ツールに加われば、子宮内の胚の初期状態も観察可能になる（図46）。今や、荒っぽい超音波画像を映し出すテレビモニターを使えば、最初期の脊髄も見ることができ、異常を診断することもできるようになった。かつては、「赤ちゃんの写真」と言えば、子宮から出てきたばかりの写真だった。しかし、今日では、「赤ちゃんの写真」は、羊水の中に浮かぶ胎児を映し出す一連の超音波画像に変わりつつある…それは、ルネサンス以前の絵画で、子宮内部に描かれた小人の現代版と言えよう。

今度、誰かが、そのような超音波画像を見せようと申し出てくれた時には、じっくり見てほしい。すると、

図46 ポスト近代の胎児

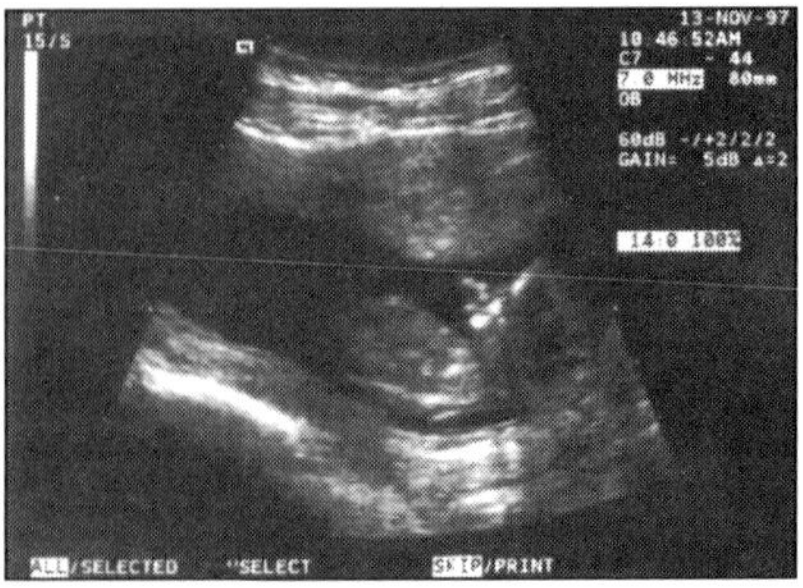

中世の胎児とは異なり、現代の胎児は、羊水の大海に浮かび、明らかに意識を持ち、外部を目指してこの世に姿を現そうとしているのを、超音波画像で見ることができる…胎児自身は、自分のプライバシーがのぞかれているなど、予想もしていないが。超音波画像によって、子宮内部の多くの異常（無脳症、空の胎嚢《たいのう》、子宮筋腫など）を発見することもできる。胎児の性別は、妊娠３ヶ月後には明らかになり、超音波診断以上のさらなる検査は必要ない。

デイビス-フロイド（Author Robbie Davis-Floyd）は、超音波検査を、羊水検査から胎児モニターに向かうテクノクラート的出産の一歩と位置づけた。テクノクラート的出産には、ピトシンによる分娩誘発、硬膜外麻酔、帝王切開、医師用の手袋、看護師による点検、硝酸銀の目薬、人工栄養、母親に代わる保育室の保母、等々も含まれる。

そう申し出てくれた人が、生命の始まりが、もっと過去にさかのぼることを自ずと認めてしまっていることと、そして、一連の超音波画像を、「一人の人間」の写真と同等に扱っていることがわかるだろう。人類は、子宮という神秘的世界に関する興味を共有してきたし、超音波技術は、出産前の生命について、もっと情報を得たいという要求に追いつこうと努力してきた。1996年、食品医薬品局〔訳注：米国の連邦政府機関のひとつ〕は、85，000ドルのカラー画像システムである東芝製エコーを承認した。言うまでもなく、最新のシステムは、デジタル・システムであり、古いアナログ・システムよりも鮮明な画像を提供できる。

胎児の地位

皮肉な結果ではあるが、妊娠の数週間後から生命を画像で捉えることが可能になったおかげで、「精神は、いつ肉体に宿るのか」という問題をめぐっては、中世よりも現代の方が、道徳的に複雑な状況に直面している。クラーク（Margaret Clark）は、次のように述べている…「今日の西洋社会で、妊娠中絶に関する議論の最大の問題は、人間の生命の始まりはいつかが曖昧なことだ。（中略）その判断に、医学的技術が影響を与えてきたことは疑いようがない[3]。」女性よりも男性に大きな価値を置き、かつ、家族に子ども一人しか認めない文化ならば、もっぱら性別によって、新しい生命を破壊するか保持するかのいずれかを正当化するために、超音波を使用することができるだろう。世界保健機構の事務局長を務める中嶋宏は、次のように述べている…「女性差別は、女性がまだ子宮の中にいる時から始まっている：多くの社会では、今もって、男児の方を好むのが当然とされ、女児だとわかると、中絶したり、生後すぐに、遺棄したり、殺したりする[4]。」

子宮がたどってきた長い歴史に比べれば、ほんのわずか前のことだが、「ロー対ウェード裁判」が、新たに妊娠した女性の安全に貢献した〔訳注：「ロー対ウェード裁判」は、1973年，それまで米国で違法とされていた妊娠中絶を女性の権利と認め，人工妊娠中絶を不当に規制する州法を違憲とする連邦最高裁判所の判決がくだされた裁判〕。また、最近になって、自称人道主義者でさえ、子宮の胎児にも「生きる権利」があることを擁護しつつも、子宮の所有者と厳しい妥協を強いられている。

しかし、政治的な混乱がひと段落し、子宮が安堵のため息をついていた時、中絶は殺人だと叫ぶ狂信者によって、避妊クリニックの守衛や、中絶を実行する医師が射殺されるという事件が起こった。聖書を盲信する独善的な偏屈者は、再び、女性を貶め、子どもを入れる容器に戻そうとする。そのために、彼らは、「悪」や「罪」といった言葉を頻繁に使用する。女性は、胎児の成長にとって必要な保育器に過ぎないと決めつける人たちは、ホムンクルス〔訳注：中世に、錬金術師が蒸留瓶の中に作ったとされる「小人」〕といった前科学的観念のとりこである。

中絶だけではなく、出産の「方法」も注目を浴びている。カラン（William Curran）は、「ニューイングランド医学ジャーナル」の中で、次のように述べている…「全米で少なくとも11州の多くの第一審裁判官は、女性の意思に反していても、帝王切開によって出産すべきであると、静かに、かつ、目立たぬように、しかし、一貫して命じている[5]。」この命令に言う女性とは、ラテンアメリカ系の女性、黒人の女性、アジア系の女性である。これらの女性は英語を母語とせず、あるいは、米国の生物医学システムとは異なる治療を信じる家庭に属している。こうして、上記の「ロー対ウェード裁判」の影響は、当初と逆さまになってしまった。今や、保守的な裁判官は、「女性が、妊娠初期に、一旦出産すると決定したならば、女性には、胎児の安全と健康を守る法的義務が生じる」と主張する[6]。幸いなことに、控訴裁判所は、一つの判例について再審理し、「ロー対ウェード裁判」の判決は、胎児に妊婦と同等か、それ以上の地位を与えるものではないことを明言した。このように下級審の判決をひっくり返すことによって、控訴審は、胎児保護によって危うくなった女性の権利を強力に回復した。カランは、結論として、「私の判断では、この控訴審の判決は、法律を正しい方向に向かわせた」と述べている[7]。

コントロールされる子宮

現在では、初潮から閉経まで、子宮の機能のすべてが解明され、コントロールできるようになった。このような状況をアウグスティヌスが見たら、きっと驚くに違いない。出産という行為は、彼が主張したような感情や喜びがなくとも、遂行することができるばかりか、今や、子宮は、セックスぬきの妊娠の産物を保持することもできる。１９８０年代までに行われた実験が証明したとおり、もはや、子宮は、多産にとって本質的な存在ではなくなった。現在の「すばらしい新世界」では、ペトリ皿が、培養液の中で、出自不明の接合子〔訳注：２個の配偶子の接合によって生じた細胞で、まだ分裂していないもの〕を収容できる。

その後は、子宮が、精子を受精した卵の成長を守るために使用される…その子宮、精子、卵は、誰のものであっても構わない。最近の事例を一つあげると、遙か昔に出産年齢を過ぎた63歳の女性が、彼女の子宮で、娘の胚を出産まで育てたという事例もある。この事例を見ると、母親の子宮も娘の子宮も同じ子宮とは言え、聖職者と信徒にとっての多くの問題を連想させる〔訳注：聖職者も信徒も信仰を同じくしているとは言え、両者の信仰のあり方には違いがある、という意か〕。

また、ポスト近代的テクノロジーによる異様な事件もあった。その事件とは、バージニア州ビエナで不妊治療クリニックを経営する医師が、なんと自分自身の精子によって、夫が父親になれない女性を妊娠させていたという事件であった（彼の弁護士は、「彼は、多くの病気に対して優れた医師であった」と主張して、彼を弁護したが）。その医師は、患者が到着する直前に、トイレで自分の精子を取り出していたのだが、患者から精子の出所を聞かれた時には、「ドナー（精子の提供者）を探しに探した結果、やっと見つけた」と答えていた。

デイビス－フロイド（Robbie E. Davis-Floyd）は、著作「米国の通過儀礼としての出産」の中で、「子宮は、女性がほとんど出産を実感できないくらいに、医療の対象になりきってしまった」と述べている。確かに、出産中の子宮は、超音波スクリーンで見ることができる。時々、ピトシンという強力なホルモンが静脈注射されるが、それは、企業の管理者である母親のワーク・スケジュール、あるいは、医師のゴルフ、休暇旅行、睡眠時間などに差し支えのないタイミングで出産がなされるようにするためである。また、帝王切開も、他の家族イベントとの折り合いを考えて行われることが多い。たとえば、母親は、バレンタインデーや、ユダヤ暦の正月に、子どもが生まれることを望むかもしれない。われわれは、「男性の腹腔に挿入された受精卵が生存可能なまでに成長し、帝王切開によって取り出される」という男性版帝王切開のシナリオを夢想する段階にまで来ている。

デイビス－フロイドは、上記の著作を通して、病院制度が、権利、プライバシー、選択の自由を患者から剥奪していると論じている。彼女は、このような病院制度のあり方を、第三者（外部者）の立場からは、「テクノクラシー的」と呼ぶことができると述べている。一方、当事者（内部者）の立場から見ると、ポスト近代的な通過儀礼、すなわち、現代の出産を通過した女性は、「自分自身で経験すること」をだまし取られているとも、彼女は述べている[8]。多くのフェミニストは、第三者的立場と当事者的立場の両方を理解した上で、助産師が介助する出産へと回帰することを推奨している。現在、病院の中には、個々の病院組織の文化に応じて、資格審査を経た助産師が、医療実践者（医師）と並ぶ助産実践者として介入するのを「許可する」病院も登場している。このような方針をとるか否かは、州による違いもあるが、重要なのは、テクノクラシーがうまく機能するには、もう一人の「専門家」を必要とするという点だ。いくつかの「出産センター」では、助産師だけを雇用し、助産師による自宅出産の介助を行ってもいる。しかし、それにもかかわらず、助産師が、かりに正規の教育を受けていたとしても、かつてそうであったように自分の判断だけで動けるわけではない。たいていの場合、助産師は、病院組織と公的な連携を保ちながら、介助に当たらねばならない。

子宮の権利

ポスト近代の子宮は、その所有と維持の両方に対する権利を有する。もはや、「あなたの身体について、あまり考えない方がよい」と女性に言っても、それでは不十分である。女性が、思考と態度の複雑なネットワークの中で、自らの身体を御していかなければ、身体の問題は解決しない。

粘り強い女性であれば、医師が自分の子宮に対して採用しようとしている治療法について、十分な情報を与えるよう要求することができよう。しかし、かりに患者があまりにも多くの質問を発する場合には、その要求に応えられなくとも、医師の側の自己防衛的姿勢を責めることはできないだろう（図47）。公衆衛生研究グループ（the Public Citizen Health Research Group）が行った帝王切開に関する研究によれば、1992年、「42万件もの不要な帝王切開がなされていた[9]。」帝王切開の統計的期待比率は12％であり、この数字は、実際の比率が22・6％になる可能性を示している。帝王切開の比率が最も高いのは、南部地域の営利目的の病院であった。州別に見ると、アーカンソー州が28・4％で最も高く、コロラド州が16・3％で最も低かった。

子宮摘出と帝王切開の2つは、女性に推奨される代表的な外科的治療である。したがって、これらの可能性を考える女性は、かりに医師が十分説明してくれなくても、本をよく読んで疑問を解決すべきである。また、医学校を卒業して産婦人科の医師になる女性が増えるにつれて、男性医師と同じくらいの女性医師が、子宮摘出や帝王切開を推奨するか否かも、患者が、それらの外科的治療法を選ぶ際の判断材料になる。

図47 外科的治療の頻度

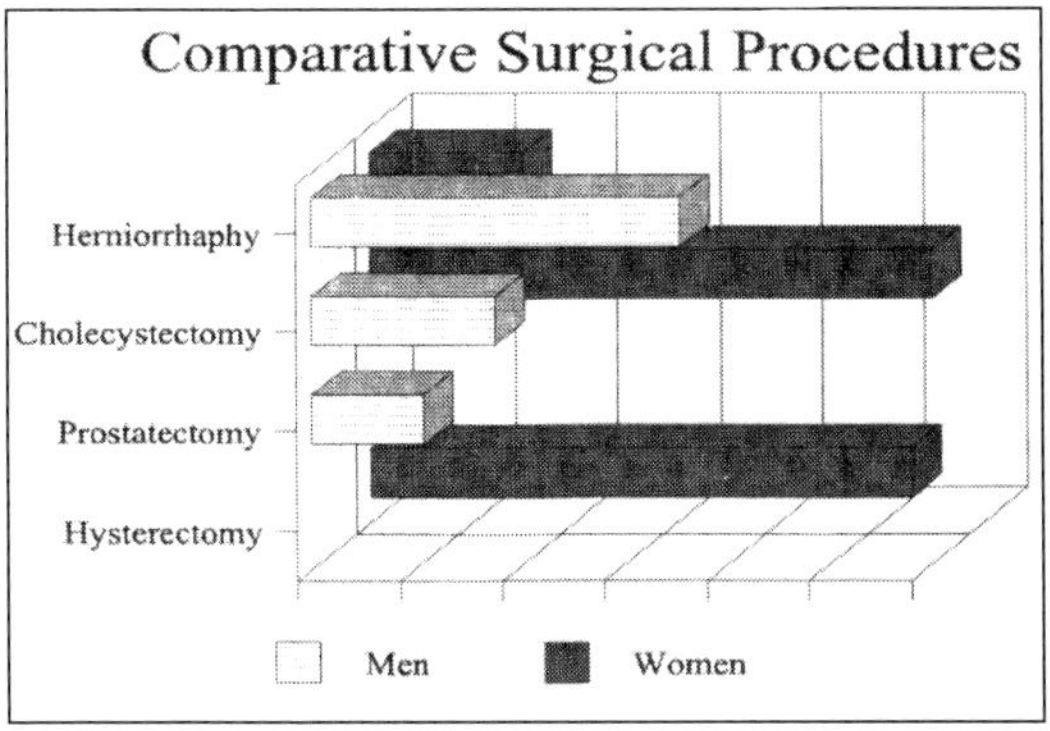

4つのカテゴリー：(上から) ヘルニア縫合　胆嚢摘出
前立腺切除　子宮摘出
白は男性、黒は女性

なぜ、子宮摘出が一つの文化のようになったのか、よく分からないと、多くの女性が報告している。彼女たちは、情報に基づいて意思決定したくても、必要な情報を得ることができないと感じている。他方、医師は、婦人科学の知見を学びたいと思っているが、それには、外科手術によって収益を得られるからだ、という批判もある。1997年2月のニューヨークタイムズ紙によると、女性に対して行われる代表的な手術の中で、子宮摘出は、帝王切開に次いで多かった。高齢化検討委員会の1993年報告書の中で、医学博士ピン (Vivian W. Pinn) は、子宮摘出は、1975年にピークとなり、74万人に達したことを報告している。子宮摘出による死亡率は、1万人当たり6～11人、非致死性の合併症の発生率は、25～50%である。図47に示すとおり、他の外科手術と比較した場合、子宮摘出の頻度は、胆嚢摘出と並んで、最も多い傾向にある。

もっとも、外科的治療法を推奨するか否かは、医師の性別よりも、収益性に関係しているのかもしれないが。

本書は、読者、とりわけ、女性の読者に、歴史をたどりながら、子宮にのしかかる社会的・心理的・宗教的・医学的な影響について理解してもらうために書いた。言い換えれば、本書を書いた意図は、女性を標的にした、まことしやかな、しかし間違った思考について、女性の認識を深めてもらうことにあった。その間違った思考には、ヒステリー概念に関するものや、女性の「劣った身体」、「遊走する子宮」といった概念に関するものも含まれる。

本書の執筆のために行ったリサーチは、実に有益な経験であった。そのリサーチは、「古い思考は、だれかが、それを否定するために立ち上がらなければ、ずっと文化の中に埋め込まれたままでいる」ことを教えてくれた。医療の歴史は、人間の身体の神秘と、多くの不完全な医学的パラダイムで満ちている。そのことは、女性の生殖システムのモデルとして豚を使用する人々から、人間を医療制度の産物だと考える人々まで、すべての人々に当てはまる。また、このことこそ、女性がどのように認識され、どのように取り扱われるかを規定する思想的な背景である。

もし、あなたが医師の診断を理解できないとしたら、すべての選択肢を余すところなく検討するまでは、決して手術に同意してはならない。情報は、どこでも利用可能であり、医学系ジャーナルに掲載された論文の要約には、インターネットで容易にアクセスすることができる。インターネットで得られる情報は、いわゆるセカンドオピニオンを上回る有用性があり、ありとあらゆる意見の集合体である。そこに書いてあるアドバイスを熟読すべきである。（もし、コンピューターを持っていなければ、図書館には、必ず、だれでも使用可能なコンピューターが設置してある。）何世紀もの間、男性医師は、女性患者に被害が及ぶまでに、自分たちを神（男性である神）と同列に置いてきた。この男性医師の態度は、容易に変わらないだろう。

灸治療

ちょうど本書を執筆していた頃、保守的との定評がある「米国医学会ジャーナル」が、「代替医療」に関する特集号を出版した〔訳注：代替医療とは、効果が科学的に確認されていないため、西洋医学領域では治療法として選択されない医療の総称〕。１９９８年11月11日に出版された、この特集号には、逆子の胎位を変える方法として、灸治療の有効性を論じた論文が掲載された。灸は、中国で古代から使用されてきた技法で、鍼治療で鍼を指す部位を、ハーブを燃やして刺激する。この部位は「至陰（Zhiyin）」と呼ばれ、足の小指の爪の外角内部に位置する。被験者には、30分間の灸治療が、一日に2回行われたが、その結果、治療開始2週間以内で、頭位回転が促進され、出産時の胎位が改善されたと報告されている。中国の研究者は、「灸は、母体血漿とポスト・グランディンに効果を及ぼした」と報告しているが、上記の米国医学会ジャーナル掲載論文の著者は、「灸治療のメカニズムは、まだ解明されておらず、さらなる研究が必要である」と注意している。それにしても、遊走する子宮の治療法としてアロマセラピーが使用されて以来、８千年の時間が経った時点で、アロマセラピーと類似ないし同等の神秘的治療法が、医学ジャーナルの編集者の目にとまり、２００ページもの論文が出版されたことは興味深い。「ポスト近代の子宮」と言うにふさわしい出来事ではなかろうか。

最後に思考実験を

本書を締めくくるに当たって、一つの思考実験をしてみたい。以下のような仮定を置けば、どうなるだろうかと考えてほしい。

聖書に、「男が女の肋骨からつくられた：禁断の果実を食べるように、アダムがイヴをそそのかした結果、エデンの園から追放された：イヴの身体は理想的であったが、アダムの身体には欠陥があった」と書いてあったとしたら、どうだろうか？

アダムが犯した原罪のために、男は、女を妊娠させるたびごとに、前立腺に激しい痛みを覚えるという運命になっていたら、どうだろうか？　そして、前立腺の激痛を和らげてもらおうと泌尿器科を訪れた男性患者が、「それは神の意思による」と医師から言われたら、どうだろうか？

さらに、ねばねばした、しょっぱい液体を、男性が産出・射出したために、その男性が魔術師扱いをされたとしたら、どうだろうか？　男児が、夢を見た後に奇妙な物質を産出・射出し、その結果として、大審問官の前に引きずり出されるとしたら、どうだろうか？　ある宗教崇拝がヨーロッパ中に広まり、前立腺の刺激によって、奇妙な液体を射出したすべての男性が拷問され、処刑されるとしたら、どうだろうか？

2人の尼僧が、男性魔術師を検出する方法を解説した書物を出版したとしたら、どうだろうか？

もし、前立腺がすべての疾患の原因であるとされ、医学的治療がもっぱら前立腺のみに集中するとしたら、どうだろうか？　もし、男性が、筋肉と骨の痛みを訴えたとき、「それは、男性特有の疾患だ」と言われたら、どうだろうか？

頭脳労働は生殖能力を減退させるので、女性は教育を受けるが、男性は学校に行くことを許されないとしたら、どうだろうか？　男性は生殖のために作られたのであって、学問のために作られたのではないとされたら、どうだろうか？　女性だけが、州知事、医師、弁護士、裁判官、あるいは、権力を持つ高給取りになることができ、男性は、それらの職業は生殖能力を減じるという理由で、秘書か家事労働者にしかなれないとしたら、どうだろうか？

以上の思考実験で立てた仮定は、本書に綴ってきた子宮の歴史の裏返しである。したがって、この思考実験の一つ一つについて、奇妙で馬鹿げていると思われるならば、それは、本書で述べてきた「遊走する子宮」に関する文化史、また、女性に対する差別的思想のルーツを理解していただけた賜であろう。

序 章

1. Peggy Sanday, *Female Power and Male Dominance: The Origins of Sexual Inequality* (New York: Cambridge University Press, 1981), p. 16.

2. Genesis 3:6.

3. Genesis 3:11.

4. Genesis 3:16.

5. Genesis 2:23.

6. Robert Spencer et al., *The Native Americans: Ethnology and Backgrounds of the North American Indians* (New York: Harper and Row, 1977), p. 89.

7. Ibid., p. 211.

8. Ibid., p. 371.

9. Ibid.

10. Ibid.

11. "Synagogue Building Bath," Fort Lauderdale *Sun Sentinel* (December 23, 1993); "Temple Briefs—Dedication," Fort Lauderdale *Sun Sentinel* (November 25, 1994).

12. Clifford Snyder, *The Virtual Hospital* (Internet document: 1995). http://vh.radiology.viowa.edu/Provi.textbooks/SnyderMedHx/020Papyrihtml.

13. Otto Bettmann, *A Pictorial History of Medicine* (Springfield, Ill.: Charles C. Thomas, 1972), p. 6.

14. Jane Mills, *Womanwords: A Dictionary of Words About Women* (New York: Henry Holt and Company), 1989, p. 123.

15. Ilza Veith, *Hysteria: The History of a Disease* (Chicago: University of Chicago Press, 1965), p. 14.

16. Mary Burgan, *Illness, Gender, and Writing* (Baltimore: Johns Hopkins University Press, 1994), p. 90.

17. Quoted in Michael Macdonald, *Witchcraft and Hysteria in Elizabethan London: Edward Jorden and the Mary Glover Case* (New York: Tavistock/Routledge, 1991), p. 28.

18. Quoted in Paul Boyar and Stephen Nissenbaum, *Salem Possessed: The Social Origins of Witchcraft* (Cambridge: Harvard University Press, 1974), p. 13.

19. Quoted in Evelyne Berriot-Salvadore, "The Discourse of Medicine and Science." In Georges Duby and Michelle Perrot, eds., *A History of Women in the West, Volume 3: Renaissance and Enlightenment Paradoxes* (Cambridge: Belknap Press, 1993), p. 350.

20. Berriot-Salvadore, p. 379.

21. Quoted in Margaret L. King, *Women of the Renaissance* (Chicago: University of Chicago Press, 1991), p. 46.

22. Lois Magner, *A History of Medicine* (New York: Marcel Dekker, Inc., 1992), p. 273.

23. Quoted in Jean Donnison, *Midwives and Medical Men* (London: Heinemann, 1977), p. 30.

24. Quoted in Vivien Jones, ed., *Women in the Eighteenth Century* (London: Routledge, 1990), p. 86.

25. Magner, p. 274.

第1章

1. Ilza Veith, *Hysteria: The History of a Disease* (Chicago: University of Chicago Press, 1965), p. 5.

2. Claude Thomasset, "The Nature of Woman." In *A History of Women in the West, Volume 2: Silences of the Middle Ages,* Georges Duby and Michelle Perrot, eds. (Cambridge: Belknap Press, 1992), p. 48; Veith, pp. 7–8.

3. Veith, p. 10.

4. Quoted in Phillip R. Slavney, *Perspectives on Hysteria* (Baltimore: Johns Hopkins University Press, 1990), pp. 13–14.

5. Thomas Kuhn, *The Structure of Scientific Revolutions* (Chicago: University of Chicago Press, 1967), p. 5.

6. Slavney, p. 15.

第2章

1. Tertullian, "De Cultu Feminarum." Quoted in George Seldes, *The Great Quotations: A Unique Anthology of the Wisdom of the Centuries* (New York: Carol Publishing Group, 1993), p. 680.

2. Arno Karlen, *Sexuality and Homosexuality: A New View* (New York: W. W. Norton & Company, 1971), p. 70.

3. Augustine, "Celiacus I." Quoted in Seldes, p. 71.

4. Uta Ranke-Heinemann, *Eunuchs for the Kingdom of Heaven* (New York: Penguin, 1990), p. 74.

5. Vern L. Bullough, Brenda Shelton, and Sarah Slavin, *The Subordinated Sex* (Athens: University of Georgia Press, 1988), p. 98.

6. Vern L. Bullough and Bonnie Bullough, *Sexual Attitudes: Myths and Realities* (Amherst, N.Y.: Prometheus Books, 1995), p. 22.

7. Ibid., p. 23.

8. Vern L. Bullough and Bonnie Bullough, *The Subordinate Sex: A History of Attitudes toward Women* (Urbana: University of Illinois Press, 1973), p. 118.

9. For a more comprehensive discussion of church attitudes toward women, see Bullough and Bullough, *The Subordinate Sex,* especially chapter 5, "Christianity, Sex, and Women."

10. Edward Shorter, *A History of Women's Bodies* (New York: Basic Books, 1982), p. 41.

11. Sibylle Harksen, *Women in the Middle Ages* (New York: Abner Schram/Universe Books, 1975), p. 37.

12. Jeffrey Burton Russell, *Witchcraft in the Middle Ages* (Ithaca: Cornell University Press, 1972), p. 79.

13. Harksen, p. 38.

14. Ibid.

15. Russell, p. 176.

16. Ibid., p. 79.

17. Sigrid Brauner, *Fearless Wives and Frightened Shrew* (Amherst: University of Massachusetts Press, 1992), p. 8.

18. Russell, p. 79.

19. Bullough and Bullough, p. 223.

20. Brauner, p. 9.

21. Vern L. Bullough and James Brundage, *Sexual Practices in the Medieval Church* (Amherst, N.Y.: Prometheus Books, 1982), p. 37.

22. Umberto Eco, *The Name of the Rose* (New York: Warner Books, 1984), p. 300.

23. Ilza Veith, *Hysteria: The History of Disease* (Chicago: University of Chicago Press, 1965), p. 49.

24. Quoted in Monique Alexander, "Early Christian Women." In *History of Women in the West, Volume 1: From Ancient Goddesses to Christian Saints,* Georges Duby and Michelle Perrot, eds. (Cambridge: Belknap Press, 1992), p. 409.

25. Mark: 5:25–29.

26. Henry Sigerist, *Civilization and Disease* (Chicago: University of Chicago Press, 1970), p. 140.

27. Bullough and Brundage, p. 16.

第3章

1. Laurinda Dixon, *Perilous Chastity* (Ithaca: Cornell University Press, 1995), p. 21.

2. Herbert Thoms, *Classical Contributions to Obstetrics and Gynecology* (Springfield: Charles C. Thomas, 1935), p. 4.

3. Vern L. Bullough and Bonnie Bullough, *Sexual Attitudes: Myths and Realities* (Amherst, N.Y.: Prometheus Books, 1995), p. 148.

4. Charles Singer, *A Short History of Anatomy from the Greeks to Harvey* (New York: Dover, 1957), p. 81.

5. Albert Lyons and R. Joseph Petrucelli, *Medicine: An Illustrated History* (New York: Harry N. Abrams, Inc., 1987), p. 331.

6. Vern L. Bullough and Bonnie Bullough, *The Emergence of Modern Nursing* (London: McMillan, 1969), p. 31.

7. Lois Magner, *A History of Medicine* (New York: Marcel Dekker, Inc., 1992), p. 110.

8. William Minkowski, "Women Healers of the Middle Ages: Selected Aspects of Their History." *American Journal of Public Health* 82, no. 2 (February 1992): 293.

9. Fielding H. Garrison, *An Introduction to the History of Medicine* (Philadelphia: W. B. Saunders Company, 1929), p. 150.

10. Dixon, p. 24.

11. Magner, p. 269.

12. Quoted in Vern L. Bullough, *Sex, Society and History* (New York: Science History Publications, 1976), p. 53.

13. Magner, p. 109.

14. Claude Thomasset, "The Nature of Woman." In *A History of Women in the West, Volume 2: Silences of the Middle Ages*, Georges Duby and Michelle Perrot, eds. (Cambridge, Belknap Press, 1992), p. 52.

15. Ibid., p. 53.

16. Ibid.

17. Brian P. Kennedy, "Artists and Anatomists." In *The Anatomy Lesson*, Brian P. Kennedy and Davis Coakley, eds. (Dublin: National Gallery of Ireland, 1992), p. 16.

第4章

1. Winfried Schleiner, *Medical Ethics in the Renaissance* (Washington, D.C.: Georgetown University Press, 1995), p. 108.

2. Ibid.

3. Ibid.

4. Ibid., p. 111.

5. Ibid.

6. Ibid., p. 113.

7. Abraham Zacuto, *De praxi medica libri tres*. Quoted in Schleiner, p. 118.

8. Schleiner, p. 119.

9. Ibid., p. 120.

10. Robert Wallace, *The World of Leonardo* (New York: Time Incorporated, 1966), p. 105.

11. Ibid., p. 105.

12. Jonathan Sawday, *The Body Emblazoned* (London: Routledge, 1995), p. 215.

13. Edward Maccurdy, *The Notebooks of Leonardo da Vinci* (New York: George Braziller, 1956), p. 12.

14. Sawday, p. 71.

15. Ibid.

16. Charles D. O'Malley, *Andreas Vesalius of Brussels* (Berkeley: University of California Press, 1965), p. 63.

17. J. B. deC. M. Saunders and Charles D. O'Malley, *The Illustrations from the Works of Andreas Vesalius of Brussels* (New York: Dover, 1973), p. 170. Most people attribute anatomical drawings such as the skeleton pondering a skull to Vesalius, but the wood blocks were designed and drawn by Jan Van Kalkar and others instructed by Vesalius to illustrate his findings. The original six plates (*Tabulae Sex*) were modifications of his earlier "fugitive sheets" made for uneducated barber-surgeons and bath attendants. These templates carved in wood were intended for physicians and students because Vesalius wanted to make certain that each student would have accurate, not poorly copied, information.

18. Sawday, p. 23.

19. Sawday, p. 216.

20. Quoted in Edward Shorter, *A History of Women's Bodies* (New York: Basic Books, 1982), p. 36.

21. Herbert Thoms, *Classical Contributions to Obstetrics and Gynecology* (Springfield, Ill.: Charles C. Thomas, 1935), p. 52.

22. Shorter, p. 38.

23. Ibid., p. 37.

24. Ibid.

25. Quoted in ibid., p. 41.

26. Ibid., p. 41.

27. Ibid.

28. Thomas Raynalde, *The Byrth of Mankynde, Otherwise Named the Womans Booke.* Quoted in Jane B. Donegan, *Women and Men Midwives* (Westport, Conn.: Greenwood Press, 1978), p. 23.

29. Shorter, p. 41.

30. Donegan, p. 11.

31. Ibid.

32. Anne Llewellyn Barstow, *Witchcraze: A New History of the European Witch Hunts* (New York: Pandora, 1994), p. 132.

33. E. William Monter, "Witchcraft." In the *Grolier MultiMedia Encyclopedia* (Version 7.0, 1995).

34. Evelyne Berriot-Salvadore, "The Discourse of Medicine and Science." In *A History of Women in the West, Volume 3: Renaissance and Enlightenment Paradoxes*, Georges Duby and Michelle Perrot, eds. (Cambridge: Belknap Press, 1993), p. 358.

35. François Rabelais, *Tiers Livres*. Quoted in Vern L. Bullough and Bonnie Bullough, *The Subordinate Sex* (Urbana: University of Illinois, 1973), p. 192.

第5章

1. Jane Sharp, *The Compleat Midwife's Companion*. Quoted in Jonathan Sawday, *The Body Emblazoned* (London: Routledge, 1995), p. 215.

2. Evelyne Berriot-Salvadore, "The Discourse of Medicine and Science." In *A History of Women in the West, Volume 3: Renaissance and Enlightenment Paradoxes* (Cambridge: Belknap Press, 1993).

3. Merry Weisner, *Women and Gender in Early Europe* (Cambridge: Cambridge University Press, 1993).

4. Carol Karlsen, *The Devil in the Shape of a Woman* (New York: W. W. Norton, 1987), pp. xi–xv.

5. "Witchcraft," *Grolier MultiMedia Encyclopedia* (Version 7.0, 1995).

6. Berriot-Salvadore, p. 358.

7. Edward Jorden, "A Disease Called Suffocation of the Mother." Quoted in Philip Slavney, *Perspectives on Hysteria* (Baltimore: Johns Hopkins University Press, 1990), p. 16.

8. Michael Macdonald, *Witchcraft and Hysteria in Elizabethan London: Edward Jorden and the Mary Glover Case* (New York: Tavistock/Routledge, 1991), p. 96.

9. Ibid.

10. Quoted in Laurinda Dixon, *Perilous Chastity* (Ithaca: Cornell University Press, 1995), p. 52.

11. Lois Magner, *A History of Medicine* (New York: Marcel Dekker, Inc., 1992), p. 222.

12. Jane Mills, *Womanwords* (New York: Henry Holt & Company, 1989), p. 124.

13. Ibid.

14. Dixon, pp. 1–10.

15. Herbert Thoms, *Classical Contributions to Obstetrics and Gynecology* (Springfield, Ill.: Charles C. Thomas, 1935), p. 109.

16. Ibid., p. 110.

17. Jean Donnison, *Midwives and Medical Men* (London: Heinemann, 1977), p. 13.

18. Jane B. Donegan, *Women and Men Midwives* (Westport, Conn.: Greenwood Press, 1978), pp. 26–27.

19. Ibid., pp. 49–50.

第6章

1. Richard M. Brace, *The Making of the Modern World* (New York: Holt, Rinehart, 1960), p. 347.

2. Michèle Crampe-Casnabet, "A Sampling of Eighteenth-Century Philosophy." In *A History of Women in the West, Volume 3: Renaissance and Enlightenment Paradoxes*, Georges Duby and Michelle Perrot, eds. (Cambridge: Belknap Press, 1993), p. 326.

3. Natalie Zemon Davis and Arlette Farge, "What Are Women Anyway?" *A History of Women in the West, Volume 3: Renaissance and Enlightenment Paradoxes*, Georges Duby and Michelle Perrot, eds. (Cambridge: Belknap Press, 1993), p. 258.

4. Quoted in Crampe-Casnabet, p. 328.

5. Quoted in R. L. Archer, ed., *Jean-Jacques Rousseau: His Educational Theories, Selected from* Émile, Julie, *and Other Writings* (Woodbury, Conn.: Barron's Educational Series, Inc., 1964), p. 218.

6. Quoted in ibid., pp. 253–54.

7. Quoted in Logan Clendening, ed., *Source Book of Medical History* (New York: Dover Publications, Inc., 1960), p. 281.

8. Harmen Beukers, "Leiden's Medical Faculty During Its First Two Centuries." In *The Anatomy Lesson: Art and Medicine*, Brian T. Kennedy and Davis Coakley, eds. (Dublin: The National Gallery of Ireland, 1992), p. 133.

9. Ludmilla Jordanova, "Medicine and Genres of Display." In *Visual Display: Culture Beyond Appearances*, Lynne Cooke and Peter Wollen, eds. (Seattle: Bay Press, 1995), p. 207.

10. *Dictionary of Scientific Biography, Volume One*, Charles Coulson Gillespie, ed. (New York: Charles Scribner's Sons, 1940), p. 386.

11. David Crystal, "Thomas Robert Malthus." In *The Cambridge Biographical Encyclopedia* (Cambridge: Cambridge University Press, 1995), p. 614.

12. For a more complete history of condoms, contraception, and birth control, see Vern L. Bullough and Bonnie Bullough, *Sexual Attitudes: Myths and Realities* (Amherst, N.Y.: Prometheus Books, 1995).

13. Albert Lyons and R. Joseph Petrucelli, *Medicine: An Illustrated History* (New York: Harry N. Abrams, Inc., 1987), p. 497.

14. Ibid., p. 497.

15. Quoted in Gordon Allport, *The Nature of Prejudice* (Garden City: Doubleday, 1948), p. 32.

16. *Embryotomy* is a euphemism for the puncture of the fetal fontanelle in order to collapse the skull. This allows a head too large to pass through the pelvic bones to be dislodged. It results in the death of the neonate.

17. S. W. Fores, "Man Midwifery Dissected." Quoted in Jane B. Donegan, *Women and Men Midwives* (Westport, Conn.: Greenwood Press, 1978), p. 172.

18. Martine Sonnet, "A Daughter to Educate." In *A History of Women in the West, Volume 3: Renaissance and Enlightenment Paradoxes*, Georges Duby and Michelle Perrot, eds. (Cambridge: Belknap Press, 1993), p. 110.

19. Will and Ariel Durant, *The Story of Western Civilization, Volume 9: The Age of Voltaire* (New York: Simon and Schuster, 1965), p. 583.

20. Thea Holme, *Prinny's Daughter* (London: Hamish Hamilton, 1976), pp. 235–40.

21. Jane B. Donegan, *Women and Men Midwives* (Westport: Greenwood Press, 1978), pp. 175–76.

22. Clendening, p. 604.

第7章

1. Richard W. Wertz and Dorothy C. Wertz, *Lying-In: A History of Childbirth in America* (New Haven, Conn.: Yale University Press, 1977), p. 72.

2. Dr. F. Hollick, *The Origin of Life and Process of Reproduction in Plants and Animals, with the Anatomy and Physiology of the Human Generative System, Male and Female, and the Causes, Prevention and Cure of the Special Diseases to which it is Liable. A Plain, Practical Treatise, for Popular Use* (Philadelphia: David McKay, Publisher, 1902), p. 673.

3. Ibid., p. 678.

4. Vern L. Bullough, *Sex, Society and History* (New York: Science History Publications, 1976), p. 173.

5. Quoted in Sarah Stage, *Female Complaints* (New York: W. W. Norton, 1979), p. 90.

6. Ibid., p. 79.

7. Ibid.

8. Ellen Chesler, *Woman of Valor: Margaret Sanger and the Birth Control Movement in America* (New York: Anchor Books, 1992), p. 70.

9. Ibid., p. 68.

10. Ibid., p. 67.

11. Ibid., p. 127.

12. Ibid., p. 84.

13. Bullough, p. 136.

14. Chesler, p. 70.

15. Quoted in Evelyne Berriot-Salvadore, "The Discourse of Medicine and Science." In *A History of Women in the West, Volume 3: Renaissance and Enlightenment Paradoxes*, Georges Duby and Michelle Perrot, eds. (Cambridge: Belknap Press, 1993), p. 360.

16. Wertz and Wertz, p. 105.

17. Quoted in Barbara Ehrenreich and Deidre English, *Complaints and Disorders: The Sexual Politics of Sickness* (New York: Feminist Press, 1973), p. 29.

18. Stage, p. 85.

19. Bullough, p. 136.

20. Gina Corea, *The Hidden Malpractice: How American Medicine Treats Women as Patients and Professionals* (New York: William Morrow and Company, Inc., 1977), p. 90.

21. Quoted in ibid., p. 90.

22. George H. Napheys, *The Physical Life of Women: Advice to the Maiden, Wife and Mother.* Quoted in ibid., p. 91.

23. Carroll Smith-Rosenberg and Charles Rosenberg, "The Female Animal." In *Women and Health in America,* Judith Walzer Leavitt, ed. (Madison: University of Wisconsin Press, 1984), p. 13.

24. Thomas W. Kay, "A Study of Sterility, Its Causes and Treatment" (reprint of 1891 article), *Journal of the American Medical Association* 265, no. 6 (1991): 710.

25. Vern Bullough and Martha Voght, "Women, Menstruation, and Nineteenth-Century Medicine." In *Women and Health in America,* Judith Walzer Leavitt, ed. (Madison: University of Wisconsin Press, 1984), p. 32.

26. Quoted in Ann Dally, *Women under the Knife: A History of Surgery* (New York: Routledge, 1991), p. 89.

27. Jeffrey L. Geller and Linda Harris, *Women of the Asylum* (New York: Anchor, 1994), p. 13.

28. Ibid., p. 15.

29. E. Jarvis, "Causes of Insanity." Quoted in ibid., p. 25.

30. J. McDonald, "Puerperal Insanity." Quoted in ibid., pp. 24–25.

31. E. Jarvis, "Causes of Insanity." Quoted in ibid., p. 25.

32. Ibid.

33. George Rohe, "Lactational Insanity" (reprint of 1893 article), *Journal of the American Medical Association* 270, no. 10 (1993): 1180.

34. Anonymous, "Impairment of the Voice in Female Singers, Due to Diseased Sexual Organs" (reprint of 1892 article), *Journal of the American Medical Association* 268, no. 2 (1992): 37.

35. Ibid.

36. Quoted in Dally, p. 158.

37. Quoted in ibid., pp. 160–64.

38. Hollick, p. 604.

39. Deborah Kuhn McGregor, *Sexual Surgery and the Origins of Gynecology* (New York: Garland, 1989), p. 238.

40. Thomas Szasz, *The Manufacture of Madness* (New York: Harper and Row, 1970), p. 192.

41. Quoted in Vern L. Bullough and Bonnie Bullough, *Sexual Attitudes: Myths and Realities* (Amherst, N.Y.: Prometheus Books, 1995), p. 75.

42. Lois Magner, *The History of Medicine* (New York: Marcel Dekker, 1992), p. 285.

43. Albert Lyons and R. Joseph Petrucelli, *Medicine: An Illustrated History* (New York: Harry N. Abrams, Inc., 1987), p. 529.

44. Quoted in Magner, p. 291.

45. Ibid.

46. James Young Simpson, "Answer to the Religious Objections Advanced Against the Employment of Anaesthetic Agents in Midwifery and Surgery." In *Medicine and Western Civilization*, David Rothman, Steven Marcus, and Stephanie Kiceluk, eds. (New Brunswick, N.J.: Rutgers University Press, 1995), p. 399.

47. Ibid., p. 401.

第8章

1. Ferid Murad and Robert C. Haynes Jr., "Estrogens and Progestins." In Louis S. Goodman and Alfred Gilman, *The Pharmacological Basis of Therapeutics* (New York: Macmillan, 1985), p. 1412.

2. Bernard Grun, *The Timetables of History* (New York: Simon and Schuster, 1991), p. 497.

3. W. C. Taylor, "A Physician's Counsels to Woman in Health and Disease." Quoted in Barbara Ehrenreich and Deidre English, *For Her Own Good* (New York: Anchor Books, 1978), p. 111.

4. Winfield Scott Hall, "Sexual Knowledge." Quoted in Ehrenreich and English, p. 111.

5. Quoted in Ellen Chesler, *Woman of Valor: Margaret Sanger and the Birth Control Movement in America* (New York: Anchor Books, 1992), p. 140.

6. Chesler, p. 146.

7. Ibid.

8. Quoted in Robert Jay Lifton, *The Nazi Doctors: Medical Killing and the Psychology of Genocide* (New York: Basic Books, 1986), p. 26.

9. The Boston Women's Health Collective, *The New Our Bodies, Ourselves* (New York: Touchstone, 1984), p. 225.

10. Ibid.

11. Ibid., p. 311.

12. Paula Weideger, *Menstruation and Menopause* (New York: Alfred A. Knopf, 1976), p. 197.

13. Gail Sheehy, *The Silent Passage* (New York: Pocket Books, 1993), p. 65.

14. B. G. Jeffries and J. L. Nichols, *Safe Counsel, or Practical Eugenics* (New York: Intext Press, 1928), p. 195.

15. Dr. A. Willy, Dr. L. Vander, Dr. O. Fisher, et al., *The Illustrated Encyclopedia of Sex* (N.p.: Royton Publishing Co., 1977), p. 374.

16. Judith Walzer Leavitt, "Birthing and Anesthesia: The Debate over Twilight Sleep." In *Women and Health in America*, Judith Walzer Leavitt, ed. (Madison: University of Wisconsin Press, 1984), pp. 180–81.

第9章

1. Michelle Harrison, "A Woman in Residence." Quoted in Robbie Davis-Floyd, *Birth as an American Rite of Passage* (Berkeley: University of California Press, 1992), p. 130.

2. Robert T. Francoeur, *Utopian Motherhood: New Trends in Human Reproduction* (New York: Doubleday, 1970), p. 164.

3. Margaret Clark, "Medical Anthropology and the Redefining of Human Nature," *Human Organization* 52, no. 3 (1993): 235.

4. Quoted in Marianne J. Legato, "Tomorrow the World," *The Female Patient* (April 1996): 15.

5. William J. Curran, "Court Ordered Caesarean Sections Receive Judicial Defeat," *New England Journal of Medicine* 323, no. 7 (1990): 489.

6. Ibid.

7. Ibid.

8. Davis-Floyd, p. 281.

9. "420,000 C-Sections a Year Are Called Unneeded," *New York Times* (May 22, 1994), p. 30.

訳者あとがき

本書は、ラナ・トンプソン（Lana Thompson）著「The Wandering Womb: A Cultural History of Outrageous Beliefs about Women」（遊走する子宮：女性蔑視の文化史）の翻訳である。

子宮は、神秘的な存在である…なにしろ、「人間の内部で人間が育ち、人間から人間が出てくる」、その場所こそ、子宮だからだ。それは、子宮の所有者たる女性にとっても、また、それ以上に、子宮を自ら体験し得ない男性にとっては、神秘としか言いようがない。もちろん、受精、妊娠、出産のプロセスについても、また、子宮内の胎児についても、多くの科学的知見が蓄積されてきた。しかし、それでもなお、一人の女性の「おなかの中から」一つの生命が生まれ出て来るのは、神秘的なマジックとしか言いようがない。訳者自身も子どもに恵まれ、立ち会い出産なるものも経験したが、その瞬間には、出産の無事を祈るだけではなく、一種独特の不思議な感覚を覚えた。

神秘の必要条件は、異様さである。異様ではない月並みなものが神秘性をもつことはない。したがって、女性の異様さ（女性に顕著な行動や性質）は、女性の神秘、すなわち、子宮の神秘へと連結されていく。逆に言えば、神秘なる子宮こそ、女性特有の行動や性質の原因だと考えられたのである。このことは、男性中心社会では、なぜ、女性が男性よりも劣位にあるのかを説明する理屈として、子宮を使えるということでもある。

その子宮の歴史について、本書は、「子宮の遊走」に代表される古代の子宮観から、中世の魔女狩り、近世の冷水療法を経て、現代の超音波診断まで、丹念に、かつ、おもしろく論じている。訳者自身、本書を読みながら、「では、日本ではどうだったのだろう」という疑問がわいてきた。すでに医学史の分野で、そのような疑問に答える文献があるのかもしれない。ぜひ、今後の勉強の課題にしたい。

訳者は、医学・生理学はもちろん、歴史学やフェミニズムの門外漢である。医学・生理学の用語は、ひたすら辞書を頼って翻訳した。それらの翻訳には、誤訳や不適切な訳が多いと思われる。どうぞ、ご容赦いただきたい。

最後に、原著者（ラナ）と私の関係について、ひと言述べておきたい。私は、2010年代の半ば頃、拙書「グループ・ダイナミックス入門：組織と地域を変える実践学」（世界思想社、2013年）の英語版を執筆していた。その最終段階で、英文の校閲と編集をネイティヴ・スピーカーに依頼したいと思っていたところ、ある米国人の友人が紹介してくれたのが、ラナだった。最後の一年間、ラナと私は、まさに二人三脚で作業を進めた。彼女と直接会ったのは一回限りであったが、毎週1～2回はスカイプを使ってミーティングを行った。一方が早朝の出勤前ならば、もう一方は早めの夕食後、という時間のやりくりに苦労しながらミーティングを続けたのも、今では懐かしい思い出である。英語版が完成した半年後くらいだっただろうか、突然、彼女の親戚からメールが来た。それは彼女の訃報だった。（拙書の日本語版と英語版は、集団力学研究所のホームページから無料ダウンロードできる。）

天国のラナに。あなたが本書で聖書を引用している箇所について、イエス様は、どうおっしゃっていますか?

杉万　俊夫

2023年10月

著者

Lana Thompson

詳細は本書「訳者あとがき」を参照。文化人類学、芸術学で修士号を取得後、フリーランスで活躍。本書以外の著作として「Plastic Surgery（形成外科）」(Greenwood, 2012) など。

訳者

杉万俊夫

1974年九州大学教育学部卒業。同大学大学院、大阪大学助手を経て、1988年より京都大学助教授、教授。詳細はWikipediaを参照。主な著作は、集団力学研究所のホームページからダウンロードできる。

The Wandering Womb　子宮の文化史　女性差別のルーツを探る

2023年12月4日　　第1刷発行

著　者——— Lana Thompson
翻　訳——— 杉万俊夫
発　行——— 日本橋出版
〒103-0023　東京都中央区日本橋本町2-3-15
https://nihonbashi-pub.co.jp/
電話／03-6273-2638
発　売——— 星雲社（共同出版社・流通責任出版社）
〒112-0005　東京都文京区水道1-3-30
電話／03-3868-3275

THE WANDERING WOMB: A Cultural History of Outrageous Beliefs about Women

ISBN 978-4-434-33019-3